Narjes ABID
Soumaya DEBICHE

Perfil etiológico do pneumotórax espontâneo em 206 casos

Narjes ABID
Soumaya DEBICHE

Perfil etiológico do pneumotórax espontâneo em 206 casos

ScienciaScripts

Imprint
Any brand names and product names mentioned in this book are subject to trademark, brand or patent protection and are trademarks or registered trademarks of their respective holders. The use of brand names, product names, common names, trade names, product descriptions etc. even without a particular marking in this work is in no way to be construed to mean that such names may be regarded as unrestricted in respect of trademark and brand protection legislation and could thus be used by anyone.

Cover image: www.ingimage.com

This book is a translation from the original published under ISBN 978-620-6-72316-5.

Publisher:
Sciencia Scripts
is a trademark of
Dodo Books Indian Ocean Ltd. and OmniScriptum S.R.L publishing group

120 High Road, East Finchley, London, N2 9ED, United Kingdom
Str. Armeneasca 28/1, office 1, Chisinau MD-2012, Republic of Moldova, Europe
Managing Directors: Ieva Konstantinova, Victoria Ursu
info@omniscriptum.com

Printed at: see last page
ISBN: 978-620-8-38253-7

Índice

Lista de abreviaturas

ACCP: Colégio Americano de Médicos do Tórax

BTS: Sociedade torácica britânica

DPOC: Doença pulmonar obstrutiva crónica

CHU: Centro Hospitalar Universitário

ERS: Sociedade Respiratória Europeia

EVA: Escala Visual Analógica

IMC: Índice de Massa Corporal

PS: Pneumotórax espontâneo

PSP: Pneumotórax espontâneo primário

PSS: Pneumotórax espontâneo secundário

PA: Pacote-anos

PAE: Pressão arterial sistólica

DIP: Doença Pulmonar Infiltrativa Difusa

SBP: Sociedade Respiratória Belga

SPSS: Pacote Estatístico para as Ciências Sociais

TC: tomografia computorizada

TSVA: toracoscopia assistida por vídeo

I NTRODUÇÃO

O pneumotórax espontâneo (PE) é definido como a presença de um derrame gasoso na cavidade pleural devido à irrupção espontânea de ar entre a pleura parietal e a visceral. Pode ser primário (pneumotórax espontâneo primário: PSP) em doentes sem patologia respiratória, ou secundário (pneumotórax espontâneo secundário: PSS) quando complica uma patologia pulmonar subjacente. A diferenciação entre estas duas entidades baseia-se nos achados clínicos e nos dados padrão da radiografia torácica. No entanto, esta distinção está a tornar-se cada vez mais ténue, uma vez que o tabagismo é o principal fator de risco tanto para o HP primário como para o secundário, e várias lesões parenquimatosas podem não ser detectadas na radiografia normal do tórax e só o são na TC do tórax. No entanto, este exame não é efectuado por rotina no caso de um primeiro episódio de PS, e o seu papel ainda não está bem codificado. [1, 2].

A recorrência é o principal risco para o desenvolvimento de SP [3,4]. No entanto, a prevenção da recorrência desde o primeiro episódio não é sistemática, uma vez que não existe atualmente um indicador fiável que permita prever o risco de recorrência num determinado doente. Vários parâmetros clínicos e radiológicos têm sido estudados, mas pouco se sabe sobre o papel da tomografia computorizada nesta indicação. [5].

Por conseguinte, realizámos um estudo prospetivo, cujo principal objetivo era determinar o perfil etiológico da PS tratada no Serviço de Pneumologia do Centro Hospitalar Universitário Mohamed Taher Mâamouri (CHU) em Nabeul e identificar o papel da TC torácica na investigação etiológica desta doença. O objetivo secundário do nosso estudo foi determinar a contribuição da imagiologia transversal na sua gestão terapêutica.

MÉTODOS

1. Tipo e duração do estudo

- Este é um estudo prospetivo que envolve todos os doentes hospitalizados por PS no Serviço de Pneumologia do Hospital Universitário Mohamed Taher Mâamouri em Nabeul entre agosto de 2013 e dezembro de 2019.

2. Critérios de inclusão

- Idade igual ou superior a 16 anos
- Primeiro episódio ou recorrência de um SP
- Período mínimo de acompanhamento: 1 ano a partir da data de alta hospitalar

3. Critérios de não-inclusão

- Pneumotórax traumático
- Pneumotórax iatrogénico

4. Critérios de exclusão

- Doentes que perderam o seguimento no prazo de 1 ano após a alta hospitalar

5. Recolha de dados

- Foi elaborada uma ficha de trabalho para recolher os dados de cada doente (Anexo 1).
- Os dados recolhidos prospectivamente incluíram :

5.1. Caraterísticas dos doentes

Foram recolhidos os seguintes elementos:

- Dados sócio-demográficos: idade, sexo, origem, local de residência, profissão, nível de escolaridade.
- Hábitos: tabagismo medido em anos-maço (AP), consumo de canábis ou de álcool.
- Co-morbilidades: respiratórias e extra-respiratórias. As patologias que predispõem ao desenvolvimento da SP foram especificadas.
- Os parâmetros antropométricos: peso, altura e índice de massa corporal (IMC), morfotipo (normal ou magro definido por uma relação altura/peso $\geq$3 cm/kg).

5.2. Caraterísticas do pneumotórax

As caraterísticas do SP recolhidas incluíram :

- Número de episódios de pneumotórax: primeiro episódio ou recorrência (homolateral ou contralateral)
- Tempo de consulta: definido como o tempo entre o início dos sintomas e a consulta.
- Circunstâncias da descoberta: descoberta fortuita, dispneia, dor torácica cuja intensidade foi avaliada pela escala visual analógica (EVA) e definida como ligeira para um valor EVA <3, moderada para um valor entre 3 e 5 e grave para um valor >5, dispneia e ~~outros~~.
- Tolerância clínica do pneumotórax :
    - O impacto respiratório foi avaliado com base na presença de sinais de insuficiência respiratória aguda (polipneia definida como um aumento da frequência respiratória superior a 20 ciclos/min, sinais de luta respiratória: tiragem intercostal, supraesternal ou supra-clavicular, cianose).
    - O impacto hemodinâmico foi avaliado pela presença de sinais de insuficiência circulatória aguda, definida como uma pressão arterial sistólica (PAS) <90 mm Hg ou uma queda da PAS de mais de 30% em relação à linha de base em doentes com hipertensão ou pressão arterial habitualmente baixa.

Um pneumotórax foi considerado mal tolerado se tivesse repercussões respiratórias e/ou hemodinâmicas.

- As caraterísticas radiológicas da radiografia do tórax efectuada no momento do diagnóstico de SP para todos os doentes:
    - ➢ Se o PS é total ou parcial: de acordo com a Sociedade Belga de Pneumologia (SBP), um pneumotórax total é definido pela deiscência completa do pulmão em toda a altura da parede torácica, e um pneumotórax parcial é definido pela deiscência parcial. [6].
    - ➢ O tamanho do PS: um pneumotórax de grande abundância é definido por uma distância interpleural (distância medida na radiografia frontal do tórax entre a pleura visceral e a pleura parietal) ao nível do hilo maior ou igual a dois centímetros, de acordo com os critérios da British Thoracic Society (BTS) [1] e superior a três centímetros medidos no ápice do pulmão, de acordo com os critérios do American College of Chest Physicians (ACCP) [7].

- ➢ O assento SP: direito, esquerdo ou bilateral.

- Anomalias na radiografia do tórax favoráveis a uma patologia parenquimatosa subjacente: enfisema, síndroma brônquico ou opacidades areolares sugestivas de dilatação brônquica, síndroma intersticial, opacidade intra-parenquimatosa arredondada, opacidade apical retrátil sugestiva de sequelas de tuberculose, síndroma cavitário definido pela presença de uma claridade intrapulmonar rodeada por uma parede de espessura variável de um milímetro a vários centímetros. Quando esta parede é fina, inferior a dois milímetros, e regular, diz-se que a imagem é cística. [8].

- Dados de tomografia computorizada (TC) do tórax incluídos:

  - Indicação para uma tomografia computorizada como parte da avaliação inicial: foi efectuada uma tomografia computorizada do tórax de acordo com as recomendações da European Respiratory Society (ERS) [9]:

    - ✓ Em caso de dúvida diagnóstica, nomeadamente entre um pneumotórax parcial e uma bolha de enfisema
    - ✓ Como parte da avaliação etiológica da PS, particularmente se houver alguma dúvida sobre uma patologia respiratória subjacente que não seja apoiada por evidências clínicas e radiografias do tórax
    - ✓ Em caso de suspeita de complicação de drenagem torácica
    - ✓ Como parte da avaliação pré-operatória

  - Tempo necessário para efetuar uma TAC torácica em relação ao diagnóstico positivo de pneumotórax.

  - Sinais a favor de uma repercussão ou de uma complicação do pneumotórax: desvio das estruturas mediastínicas para o lado contralateral, derrame pleural líquido homolateral associado, atelectasia ou perturbação ventilatória oposta ao pneumotórax, pneumomediastino, flanges pleurais.

  - Anomalias parenquimatosas potencialmente implicadas na ocorrência de pneumotórax ou a favor de uma patologia parenquimatosa subjacente, como :

    - ✓ As bolhas são espaços aéreos quísticos de paredes finas com menos de um centímetro de diâmetro, contíguos ao espaço pleural [8].
    - ✓ Enfisema pulmonar definido pela dilatação anormal dos espaços aéreos para além do bronquíolo terminal, acompanhada pela destruição das divisórias

alveolares sem qualquer fibrose associada evidente. É classificado como centrolobular quando afecta principalmente os bronquíolos respiratórios proximais e os alvéolos localizados na parte central do ácino, paraseptal quando afecta seletivamente as partições alveolares localizadas em contacto com os septos interlobulares e panlobular quando afecta os espaços aéreos do ácino e o lóbulo como um todo. O enfisema bolhoso é a associação de enfisema centro-lobular ou paraseptal com bolhas que correspondem a áreas de enfisema com mais de um centímetro de diâmetro, por vezes rodeadas por uma parede fina [8].

- ✓ O enfisema pulmonar foi avaliado qualitativamente, sem pontuar quantitativamente a extensão das lesões.
- ✓ Nódulo ou massa escavada em contacto com a pleura
- ✓ Uma imagem cística ou cavitária definida por uma lesão bem demarcada, de paredes finas e arejada, sem estrutura anatómica interna ou material sólido. [10].
- ✓ Pneumonite infiltrativa difusa (DIP) com imagens em favo de mel [8].
- ✓ Consequências da tuberculose: condensação ou colapso da cicatriz pulmonar com dilatação dos brônquios ou cavidade residual

- Todos os pacientes foram submetidos a uma tomografia computadorizada de alta resolução do tórax, com aquisição de volume (16 barras) estendendo-se desde os ápices pulmonares até o pólo inferior do fígado.
- As anomalias parenquimatosas detectadas pela TC do tórax mas não visualizadas pela radiografia normal são designadas por infra-radiológicas.

5.3. Diagnóstico etiológico do pneumotórax espontâneo

5.3.1. Avaliação etiológica

Baseou-se numa série de parâmetros:

- A idade do doente
- O conceito de tabagismo. O tabagismo intenso é definido como o consumo de mais de 20 cigarros por dia.
- A existência de uma patologia respiratória conhecida

- A existência de sinais clínicos ou radiológicos na radiografia do tórax a favor de uma patologia pulmonar

5.3.2. Etiologias do pneumotórax espontâneo

A ESP foi classificada como primária ou secundária com base na definição da BTS, que considera como ESP qualquer pneumotórax que ocorra num doente com mais de 50 anos de idade e com história de tabagismo intenso ou num doente com sinais clínicos ou anomalias na radiografia de tórax padrão efectuada na altura do diagnóstico da ESP, a favor de uma patologia pulmonar. [1]. Nos restantes casos, o pneumotórax foi considerado primário (PSP).

As etiologias da SP foram esclarecidas.

5.4. Tratamento terapêutico do pneumotórax :

5.4.1. Tratamento conservador

O tratamento conservador consiste em repouso no leito com oxigenoterapia utilizando uma máscara de alta concentração com um caudal de 8 a 10 l/min.

5.4.2. Evacuação pleural

Os procedimentos de esvaziamento pleural foram :

5.4.2.1. Exsuflação por agulha

A exsuflação bem sucedida é definida, de acordo com a BTS, por uma distância interpleural em frente ao hilo inferior a dois centímetros após a exsuflação com melhoria da dispneia no caso de uma PSP grande e por uma distância interpleural inferior a um centímetro após a exsuflação, quando esta se situava entre um e dois centímetros antes do esvaziamento pleural no caso de uma PSP pequena. [1].

5.4.2.2. Drenagem do tórax

A drenagem bem-sucedida, seja imediata (≤48 horas) ou tardia (tempo em dias), foi definida de acordo com a BTS por um retorno do pulmão à parede ou uma distância interpleural inferior a 2 cm [1].

5.4.3. Pleurodese médica ou cirúrgica.

A pleurodese, ou sínfise pleural, é um processo pelo qual as duas camadas pleurais são unidas. Pode ser realizada por via médica, injectando um agente esclerosante através do dreno (o produto utilizado é uma pasta de talco diluída em 20 cc de soro fisiológico injetado de uma só vez ou iodopovidona combinada com 10 cc de xilocaína e 20 cc de soro fisiológico injectados 3 dias seguidos) ou por via cirúrgica (mecanicamente por abrasão pleural e/ou pleurectomia ou quimicamente por injeção de um agente esclerosante entre as duas camadas pleurais no intra-operatório).

A pleurodese está indicada nos casos de :

- o Pneumotórax recorrente definido pela ocorrência de um segundo PS homolateral ou contralateral ao primeiro episódio.
- o Pneumotórax persistente definido pela ausência de retorno do pulmão à parede após 7 dias de drenagem torácica. [1].
- o Um PE bilateral desde o início.
- o Hemopneumotórax espontâneo
- o Um POC que ocorre num doente que trabalha numa profissão de alto risco, como os pilotos de avião.

A pleurodese médica através do dreno está reservada para os casos em que a cirurgia não é possível devido a uma contraindicação à anestesia geral. Noutros casos, é efectuada a pleurodese cirúrgica. Foram relatados os achados intra-operatórios e os procedimentos cirúrgicos associados à pleurodese.

5.5. Evolução

Os dados evolutivos do POC durante o internamento incluíram :

- Complicações da drenagem torácica
- Duração do internamento hospitalar

Os doentes foram seguidos após a alta por um pneumologista. O calendário de acompanhamento incluiu :

- o Primeira consulta em média 7 dias após a alta hospitalar
- o Seguidas de consultas ao fim de um mês, três meses e um ano

Os dados recolhidos durante as consultas de acompanhamento incluíram:

- o Dados clínicos:
  - ✓ Avaliação da dor torácica através da EVA
  - ✓ Dados do exame físico (frequência respiratória, saturação de oxigénio no pulso, pressão arterial, frequência cardíaca)
  - ✓ O estado da cicatriz de drenagem ou de exsuflação

- ✓ Fumar

- o Dados radiológicos
  - ✓ Pulmão na parede ou separado
  - ✓ A existência de anomalias parenquimatosas
  - ✓ Dados da tomografia computorizada torácica efectuada durante o acompanhamento

As recorrências foram registadas com as suas caraterísticas: tempo de início e se eram homolaterais ou contralaterais ao primeiro episódio.

6. Análise estatística :

Os dados foram introduzidos e analisados com recurso ao software SPSS (Statistical Package for Social Science) versão 20.

6.1. Estudo descritivo

- ➢ Os valores quantitativos foram expressos em média e desvio-padrão.
- ➢ Os valores qualitativos foram expressos em frequências e números.

6.2. Estudo analítico

Para a análise estatística e o estudo comparativo foram utilizados os seguintes testes:

- ➢ O teste STUDENT para valores quantitativos independentes.
- ➢ O teste KHI2 para valores qualitativos.

A diferença é considerada estatisticamente significativa quando p é inferior a 0,05.

6.3. Pesquisa bibliográfica

Utilizámos o motor de busca: pubmed.ncbi.nlm.nih.gov e o seguinte sítio de pesquisa bibliográfica: www.sciencedirect.com

6.4. Considerações éticas

Declaramos que não temos qualquer conflito de interesses neste estudo e que o sigilo médico foi respeitado.

RESULTADOS

Durante o período do nosso estudo [agosto de 2013 a dezembro de 2019], foram identificados 206 casos de SP.

1. Estudo descritivo

1.1. Caraterísticas dos doentes

1.1.1. Caraterísticas sócio-demográficas

1.1.1.1. Idade

A média de idade dos nossos pacientes foi de 40±18 anos, com extremos variando de 16 a 87 anos. Quase metade dos doentes (49%; n=101) tinha idades compreendidas entre os 20 e os 40 anos. Sessenta e cinco pacientes (31,6%) tinham mais de 50 anos de idade (Figura 1).

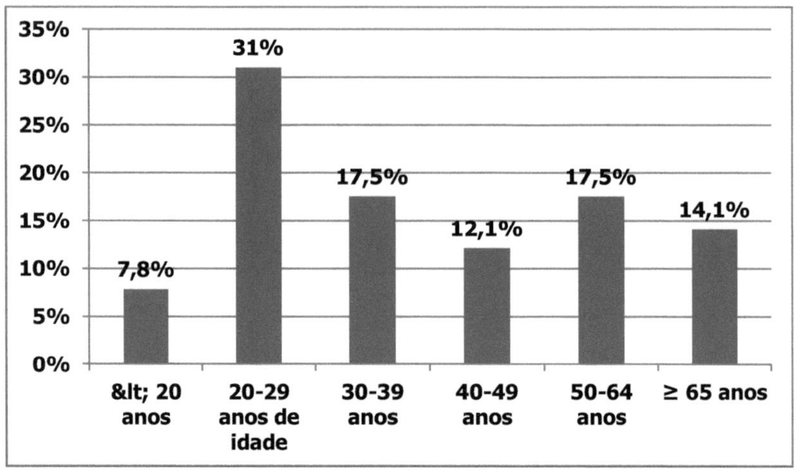

Figura 1Distribuição dos doentes por grupo etário

1.1.1.2. Tipo

A nossa população era claramente masculina (201 homens (97,6%) e 5 mulheres (2,4%)) com um rácio de género M/F de 40,2 (Figura 2).

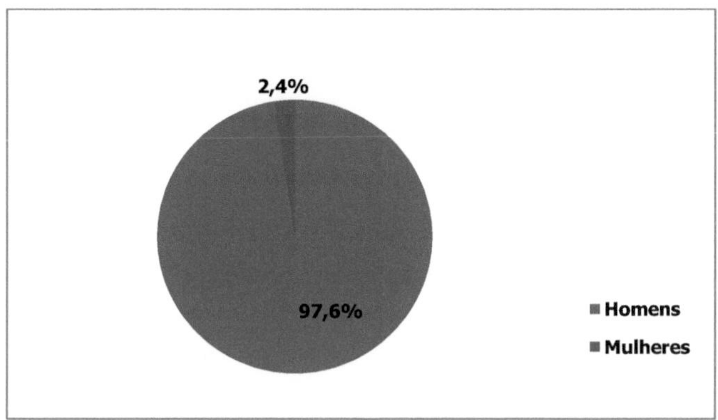

Figura 2Distribuição dos doentes por género

1.1.1.3. Hábitos

1.1.1.3.1. Fumar

A maioria dos doentes era fumadora (183 doentes; 88,8%). A taxa média anual de tabagismo foi de 27±22 BP [1- 120 BP]. Vinte e um doentes já tinham deixado de fumar na altura do diagnóstico (10%).

1.1.1.3.2. Etilismo

Quarenta e sete doentes (22,8%) eram consumidores regulares de álcool.

1.1.1.3.3. Consumo de drogas

O consumo de cannabis foi referido por nove doentes (4,3%).

1.1.2. Comorbilidades

1.1.2.1. Comorbilidades respiratórias

A doença pulmonar já era conhecida na altura do diagnóstico de SP em 26,7% dos nossos doentes (n=55 casos). As patologias que predispõem à SP foram registadas em 51 doentes (24,7%). Estas eram representadas por :

- Doença pulmonar obstrutiva crónica (DPOC) em 36 doentes (17,5%).
- Tuberculose pulmonar em 12 doentes (5,8%). Foi ativa em três doentes e curada com sequelas parenquimatosas em nove.
- DPI fibrosante em dois doentes (1%) (um caso de fibrose pulmonar idiopática e um caso de sarcoidose mediastino-pulmonar).

- Neoplasia pulmonar primária num doente.

Outras comorbilidades respiratórias incluíam asma em quatro doentes (2%).

1.1.2.2. Comorbilidades extra-respiratórias

As comorbilidades extra-respiratórias foram encontradas em 30 doentes (15%) e incluíam :

- Doenças cardiovasculares: hipertensão arterial (13 doentes; 6,3%), perturbações do ritmo (três doentes; 1,5%), insuficiência coronária (três doentes; 1,5%), acidente vascular cerebral (um doente; 0,5%) e doença arterial periférica (um doente; 0,5%).
- Diabetes (seis doentes; 2,9%).
- Úlcera péptica (cinco doentes; 2,4%).
- Neoplasia extra-torácica em dois doentes (1%) (um caso de carcinoma da bexiga e um caso de tumor do reto).

1.1.3. Dados antropométricos

Quarenta e cinco doentes (21,8%) tinham um tipo de corpo alongado. ^{22}O IMC médio foi de 21,03±3 kg/m [15,02- 32,7 kg/m]. ^{2}A maioria dos doentes tinha uma média de IMC inferior a 25 kg/m (Figura 3).

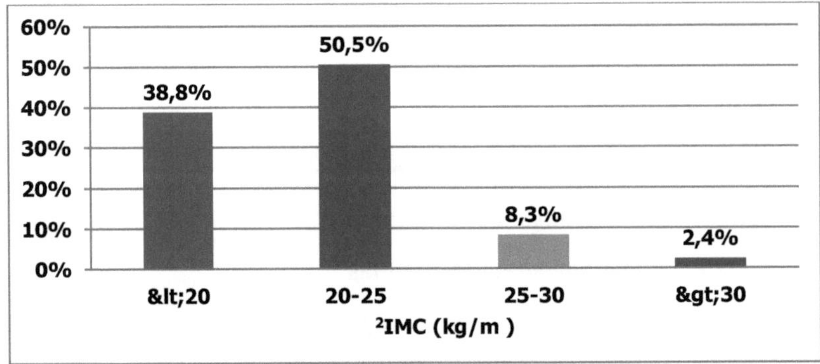

Figura 3 Distribuição dos pacientes de acordo com o índice de massa corporal

1.2. Caraterísticas do pneumotórax

1.2.1. Número de episódios de pneumotórax

Vinte doentes (9%) tinham antecedentes de PS (homolateral ao episódio estudado em 12 casos e contralateral a este episódio em oito casos).

1.2.2. Período de consulta

Dois terços dos doentes (n=136; 66%) consultaram o seu médico no primeiro dia de início dos sintomas, com uma demora média de 14 horas [1 hora-24 horas]. Nos restantes casos, o tempo médio de consulta foi de 4±3 dias, com extremos que variaram entre 2 e 20 dias.

1.2.3. Circunstâncias da descoberta

A dor torácica foi o sintoma mais frequente, sendo referida por 183 doentes (88,8%). Era de natureza pleural, exacerbada pela tosse, inspiração e mudança de posição em todos os casos. A avaliação inicial da dor torácica pela EVA revelou uma intensidade média de 6±2/10. A dispneia foi referida por 72 doentes (35%).

1.2.4. Tolerância clínica do pneumotórax

A má tolerância clínica do pneumotórax foi registada em 32 doentes (15,5%). Os sinais de insuficiência respiratória aguda foram registados em 31 doentes (15%). Apenas um doente (0,5%) teve repercussões hemodinâmicas (n).

1.3. Dados radiológicos

1.3.1. Caraterísticas radiológicas do pneumotórax

1.3.1.1. Local do pneumotórax

Na nossa série, o pneumotórax foi direito em 120 pacientes (58,3%), esquerdo em 85 pacientes (41,3%) e bilateral em um paciente (0,5%).

1.3.1.2. Tamanho do pneumotórax

A figura a seguir (Figura 4) ilustra a distribuição dos pacientes de acordo com o tamanho do pneumotórax segundo as diferentes sociedades científicas. Houve uma diferença estatisticamente significativa entre essas três medidas (BTS vs ACCP, p=0,002; BTS vs SBP, p<0,001; ACCP vs SBP, p<0,001).

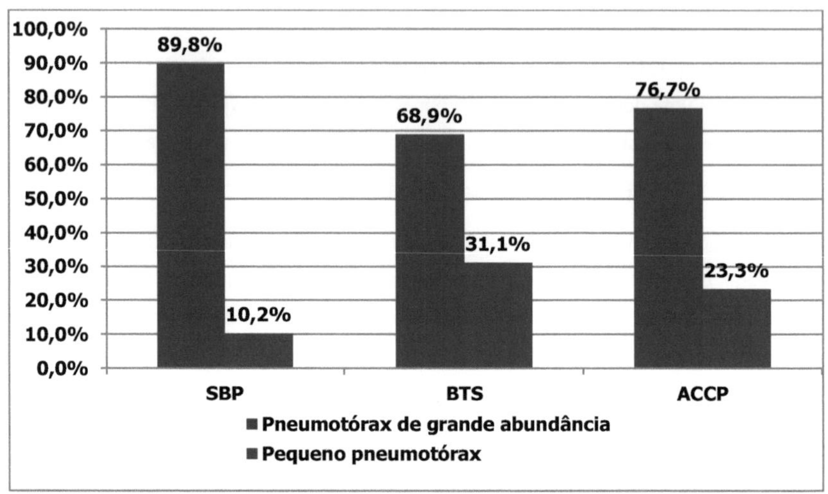

Figura 4: Distribuição dos doentes por tamanho do pneumotórax

1.3.1.3. Imagens radiológicas a favor de patologia parenquimatosa

Foram encontradas anomalias consistentes com patologia parenquimatosa subjacente em 50 casos (24,3%) (Figura 5).

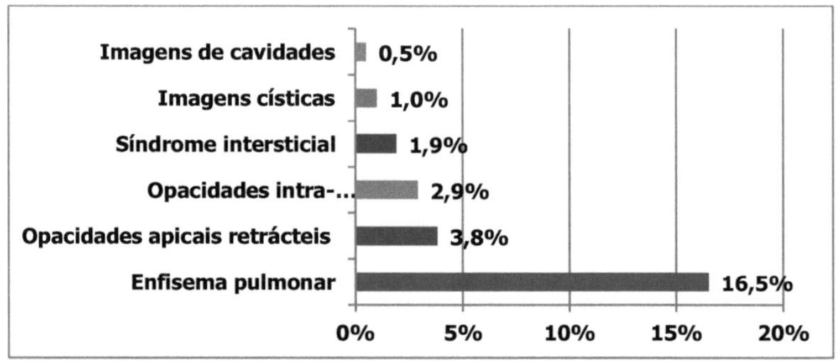

Figura 5: Anomalias radiológicas a favor de patologia parenquimatosa subjacente

1.3.2. Tomografia computorizada do tórax

Foram efectuadas tomografias computorizadas do tórax em 163 doentes (79%). O tempo médio para a realização do exame foi de 25±76 dias [1-702 dias] após o pneumotórax. Foi efectuada durante o internamento em 75 doentes (64,1%) e durante o seguimento em 28 doentes (13,6%).

1.3.2.1. Indicações para a realização de TAC torácica

A tomografia computorizada do tórax foi efectuada em 47,8% dos casos como parte da investigação etiológica da PS (Figura 6).

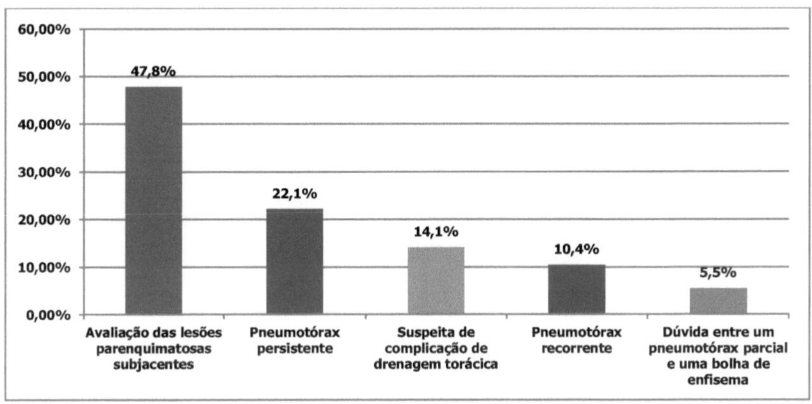

Figura 6: Indicações para TC torácica na população estudada

1.3.2.2. Descrição das anomalias escanográficas

Anomalias parenquimatosas potencialmente responsáveis por pneumotórax foram observadas em 136/163 pacientes (82,2%) (Figura 7):

- ✓ Hemorragias em 18/163 doentes (11%).
- ✓ Enfisema pulmonar em 114/163 doentes (69,9%):
  - ➢ Paraseptal em 101/163 pacientes (70%)
  - ➢ Centrilobular em 46/163 doentes (28,2%)
  - ➢ Panlobular em 19/163 doentes (11,7%).
  - ➢ Bolhosa em 22/163 doentes (13,5%)
  - ➢ Em 55 doentes (33,7%) coexistiam vários tipos de enfisema. O enfisema era difuso e bilateral em 47/114 doentes (41,2%), bi-apical em 51/114 doentes (44,7%) e unilateral em 16/114 doentes (14%).
- ✓ Colapsos lobares cicatrizados com dilatações brônquicas sugestivas de sequelas de tuberculose em 8/163 casos (4,9%).

- ✓ SID com imagens em favo de mel em 4/163 pacientes (2,5%). Em dois doentes, a SID já era conhecida na altura do pneumotórax.
- ✓ Massas parenquimatosas únicas ou múltiplas em 6/163 doentes (3,7%): massa de tecido periférico em 3/163 doentes (1,8%), massa com uma membrana flutuante num doente (0,6%) (relacionada com um quisto hidático de emese) e nódulos múltiplos, alguns dos quais escavados, em 2/163 doentes (1,2%).
- ✓ Imagens quísticas múltiplas em 2/163 doentes (1,2%).
- ✓ Imagem de cavidade associada a uma fístula broncopleural num doente (0,6%) com tuberculose pulmonar ativa.

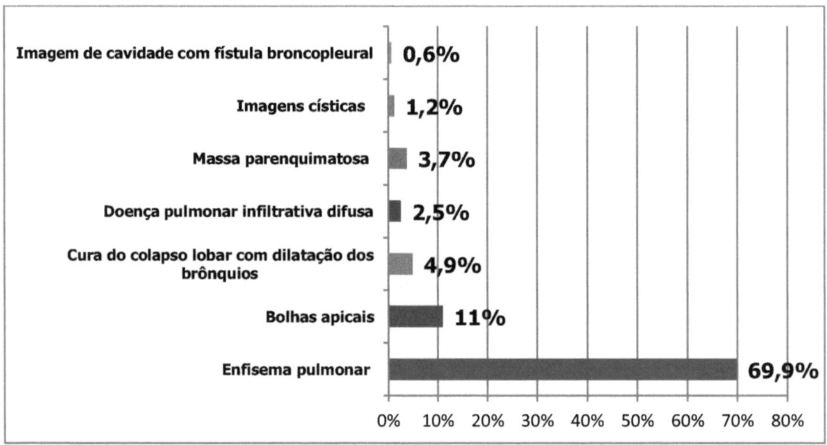

Figura 7: Anomalias na TC potencialmente causadoras de pneumotórax

As figuras 8 e 9 ilustram os diferentes tipos de enfisema pulmonar observados na TC de tórax.

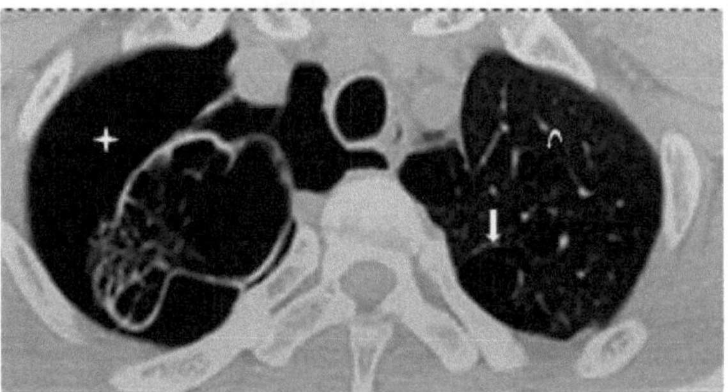

Figura 8: TC de tórax em janela parenquimatosa e corte axial mostrando pneumotórax anterior direito (estrela) e enfisema parasseptal (seta direita) e centrolobular (seta curva).

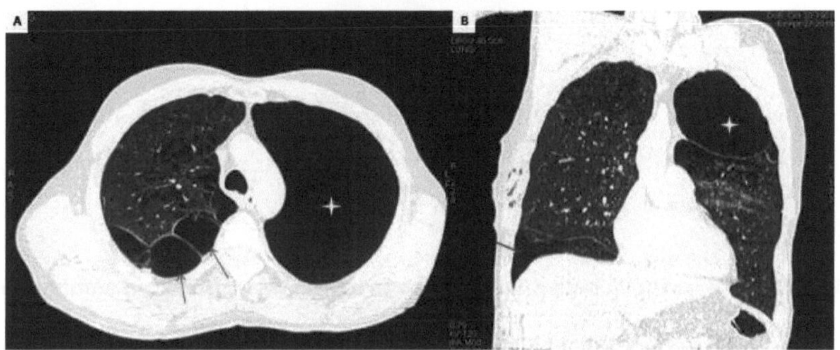

Figura 9: TC de tórax com janela parenquimatosa e cortes axial (A) e coronal (B) mostrando pneumotórax direito (seta vermelha), enfisema bolhoso (estrela) e enfisema parasseptal (seta azul).

A Figura 10 mostra um exemplo das sequelas da tuberculose pulmonar numa TAC do tórax.

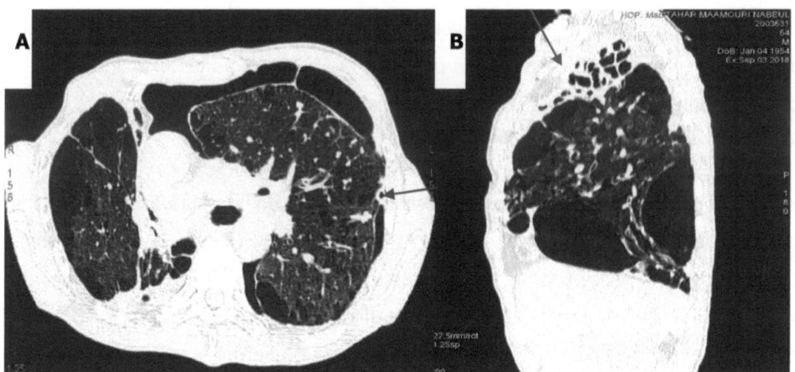

Figura 10: TAC torácica com janela parenquimatosa e cortes axial (A) e coronal (B) mostrando um pneumotórax esquerdo com um dreno na cavidade pleural (seta azul) e cicatrização do lobo superior direito com bronquiectasias quísticas (seta vermelha)

1.4. Diagnóstico etiológico do pneumotórax

Com base nos dados clínicos e radiológicos do tórax, o PS foi classificado (Figura 11):

- ✓ Primitivo em 132 doentes (64,1%)
- ✓ Secundária em 74 doentes (35,9%).

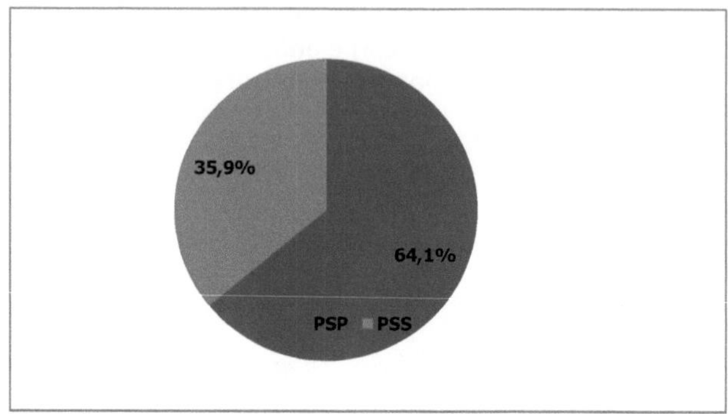

Figura 11: Distribuição do pneumotórax primário de acordo com a etiologia

1.4.1. Contribuição da tomografia computadorizada para a avaliação etiológica

A tomografia computorizada do tórax foi efectuada em 93/132 doentes do grupo PSP (70,4%) (três mulheres e 90 homens) e em 70/74 doentes do grupo ESP (94,6%) (uma mulher e 69 homens). Foi efectuada em 4/5 mulheres (80%) e 159/201 (79,1%) homens.

A tomografia computorizada do tórax revelou anomalias parenquimatosas não visualizadas na radiografia do tórax em 65 casos no grupo PSP (69,9% dos doentes examinados) e em 44 casos no grupo PSS (62,8% dos doentes examinados).

1.4.1.1. No Grupo PSP

A tomografia computorizada do tórax foi normal em 28/93 doentes (30,1%) (três mulheres e 23 homens). Revelou bolhas apicais em 16/93 casos (17,2%) (Figura 12). Outras anomalias parenquimatosas não detectadas na radiografia de tórax, como o enfisema pulmonar, foram encontradas em 49/93 casos (52,7%). O enfisema era parasseptal em 45 pacientes, centrolobular em oito e bolhoso em um. A presença destas anomalias reclassificaria a PS como secundária.

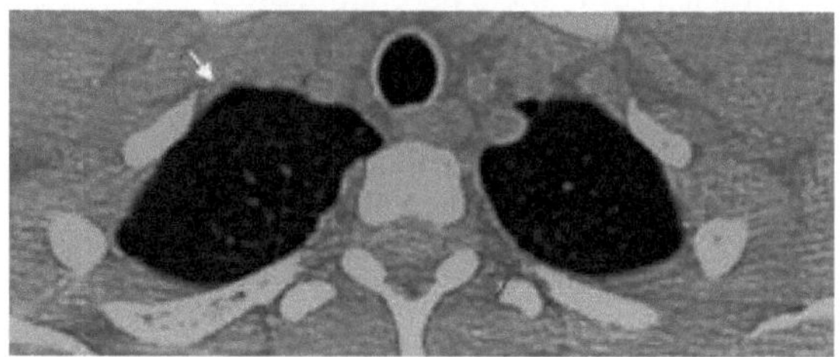

Figura 12: TC de tórax em corte axial e janela parenquimatosa mostrando um pequeno pneumotórax anterior direito (seta branca) e bolhas bi-apicais (seta vermelha).

1.4.1.2. No grupo PSS

A TC do tórax mostrou anomalias consistentes com doença respiratória subjacente em todos os doentes. Estas anomalias não eram detectáveis na radiografia do tórax em 31/70 casos (44,3%). As anomalias infra-radiológicas incluíam bolhas e/ou enfisema pulmonar em 31/70 doentes (44,3%). A tomografia computorizada torácica permitiu uma melhor orientação etiológica nestes doentes.

A Figura 13 mostra o caso de um homem de 45 anos com DPOC. A radiografia frontal do tórax não revelou anomalias significativas. A TAC axial mostrou enfisema bolhoso em ambos os pulmões.

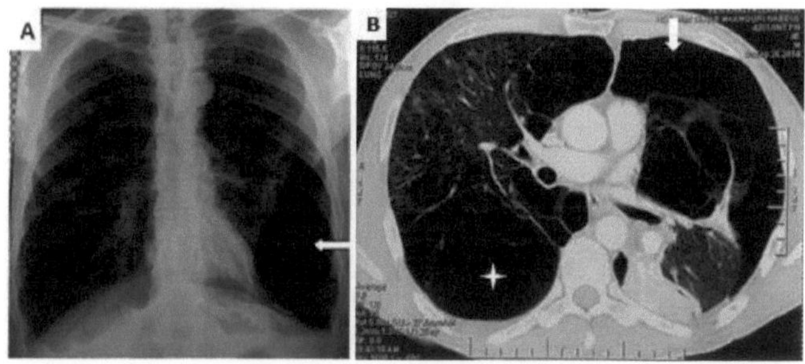

Figura 13: Radiografia frontal do tórax (A) mostrando pneumotórax parcial esquerdo (seta). Tomografia computadorizada de tórax em corte axial e janela parenquimatosa (B) mostrando pneumotórax esquerdo (seta) com enfisema bolhoso em ambos os pulmões (estrela).

A TAC torácica também foi utilizada para diagnosticar um quisto hidático vomitado num doente, demonstrando uma massa parenquimatosa escavada contendo uma membrana flutuante. Neste caso, a radiografia do tórax mostrou uma opacidade da base do pulmão esquerdo.

Este exame permitiu também uma melhor orientação etiológica em dois doentes com SID, descoberta aquando do diagnóstico de PS, ao evocar um enfisema dos ápices fibrose das bases num doente (Figura 14) e uma pneumopatia de hipersensibilidade num segundo doente (Figura 15).

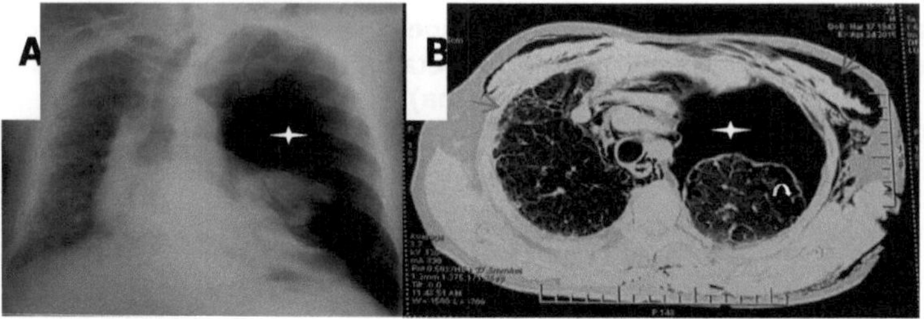

Figura 14: Radiografia frontal do tórax (A) mostrando um pneumotórax total esquerdo com desvio do mediastino para o lado contralateral e uma síndrome intersticial no pulmão direito. TC de tórax em corte axial e janela parenquimatosa (B) mostrando pneumotórax esquerdo (estrela), enfisema subcutâneo (seta vermelha) associado a enfisema parasseptal (seta curva) e imagens em favo de mel (seta verde)

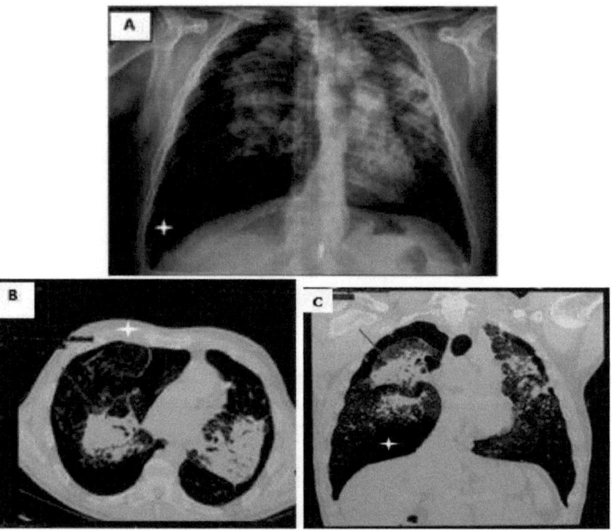

Figura 15: (A) Radiografia frontal do tórax mostrando opacidades bilaterais de ambos os lobos superiores com um pneumotórax direito (Estrela) Tomografia computadorizada do tórax em cortes axiais (B) e coronais (C) e janela parenquimatosa mostrando pneumotórax bilateral num doente com pneumonite de hipersensibilidade.

Num doente, a neoplasia pulmonar primária já era conhecida na altura do diagnóstico de PS. Em outros dois pacientes, o diagnóstico foi feito na tomografia computadorizada de tórax na presença de uma massa tecidual que se estendia para as estruturas vizinhas (Figura 16).

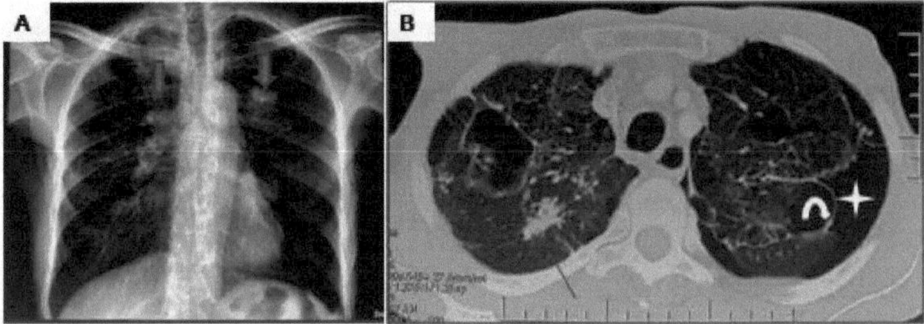

Figura 16: (A) Radiografia frontal do tórax mostrando um pneumotórax parcial esquerdo (estrela) associado a opacidades intra-parenquimatosas (seta azul). (B) TAC torácica em cortes axiais e janela parenquimatosa mostrando múltiplos processos tecidulares parenquimatosos bilaterais (seta azul), enfisema bolhoso bi apical (seta curva) e pneumotórax esquerdo (estrela).

Nos dois doentes com neoplasia extra-torácica, a TAC sugeriu que os nódulos intra-parenquimatosos descobertos aquando do diagnóstico de PS eram metastáticos. Também foram observadas metástases císticas. A (Figura 17)

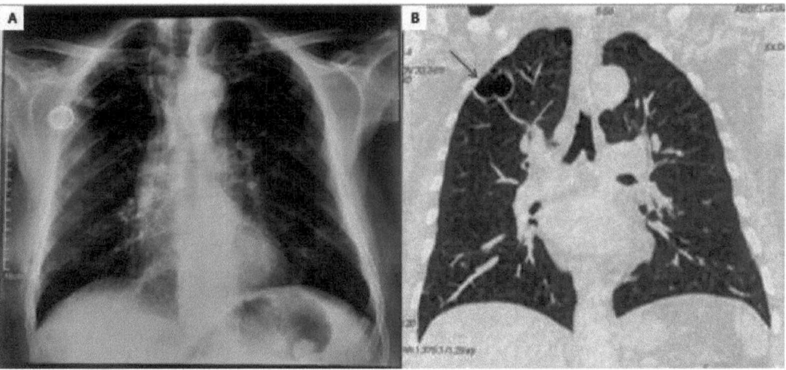

Figura 17: (A) Radiografia frontal do tórax mostrando imagens císticas (seta vermelha). Tomografia computadorizada de tórax em janela de parênquima e cortes coronais (B) mostrando metástases císticas (seta vermelha).

No caso de um doente tratado por tuberculose pulmonar com uma imagem cavitária na radiografia do tórax, a TAC confirmou este diagnóstico ao mostrar nódulos escavados com uma fístula broncopleural.

As Tabelas I e II resumem as alterações radiológicas parenquimatosas sugestivas de patologia pulmonar subjacente encontradas nos pacientes investigados por radiografia padrão e TC de tórax na população total (Tabela I) e no grupo PSS (Tabela II).

Mesa IAnormalidades radiológicas e escanográficas sugestivas de patologia pulmonar subjacente em pacientes investigados por radiografia de tórax e tomografia computadorizada

	Radiografia do tórax N/Total (%)	Exame do tórax N/Total (%)
Anomalias parenquimatosas	40/163 (24,5)	135/163 (82,8)
Enfisema ou bolhas	34/163 (20,9)	114/163 (70)
Opacidades retrácteis sugestivas de sequelas de tuberculose* Colapsos de cicatrizes.**	8/163 (4,9)	8/163 (4,9)
Opacidade arredondada e escavada Massas ou nódulos	6/163 (3,7)	6/163 (3,7)
Síndrome intersticial * Pneumonite infiltrativa difusa ** (DIP)	4/163 (2,5)	4/163 (2,5)
Imagem da cavidade	1/163 (0,6)	1/163 (0,6)
Imagens císticas	2 /163 (1,2)	2/163 (1,2)

*Anomalia na radiografia do tórax** Anomalia na tomografia computorizada do tórax

Tabela III: Anormalidades radiológicas sugestivas de patologia pulmonar subjacente em pacientes investigados por TC de tórax no grupo de pneumotórax espontâneo secundário

	Radiografia do tórax N/Total (%)	Exame do tórax N/Total (%)
Anomalias parenquimatosas	40/70 (57,1)	70/70 (100)
Enfisema ou bolhas	34/70 (48,6)	65/70 (92,6)
Opacidades retrácteis sugestivas de sequelas de tuberculose*.	8/70 (11,4)	8/70 (11,4)
Tecido cicatricial colapsado Opacidade Massas ou nódulos	6/70 (8,6)	6/70 (8,6)
Síndrome intersticial pneumonite infiltrativa difusa ** (DIP)	4/70 (5,7)	4/70 (5,7)
Imagem da cavidade	1/70 (1,4)	1/70 (1,4)
Imagens císticas	2/70 (2,9)	2 /70 (2,9)

*Anomalia na radiografia do tórax ** Anomalia na tomografia computorizada do tórax

Se os exames fossem tidos em conta, o PS seria classificado como primário em 81 casos (39,3%) e secundário em 125 casos (60,6%).

1.4.2. Etiologias da ESP

As etiologias selecionadas para os 74 casos de ESP foram (Figura 18):

- DPOC com enfisema pulmonar em 53 pacientes, ou seja, 25,7% de todos os casos de PS (71,6% de PSS).
- Sequelas de tuberculose em oito pacientes, ou seja, 3,9% de todos os casos de HP (10,8% dos profissionais de saúde).
- DIP fibrosante em quatro doentes (5,4% da PSS):

- ✓ Fibrose pulmonar idiopática: dois pacientes.
- ✓ Pneumonite de hipersensibilidade fibrosante: um paciente.
- ✓ Sarcoidose mediastino-pulmonar: um paciente.

- Tuberculose pulmonar ativa em três doentes (4,1% dos profissionais de saúde). O pneumotórax ocorreu após 18 dias de tratamento anti-tuberculose num doente e foi indicativo de tuberculose em dois doentes.
- Cancro broncopulmonar primário em três doentes (4,1% dos profissionais de saúde).
- Tumores quísticos metastáticos em dois doentes (2,7% da PSS).
- Rutura de um quisto hidático pulmonar num doente (1,4% dos PSS).

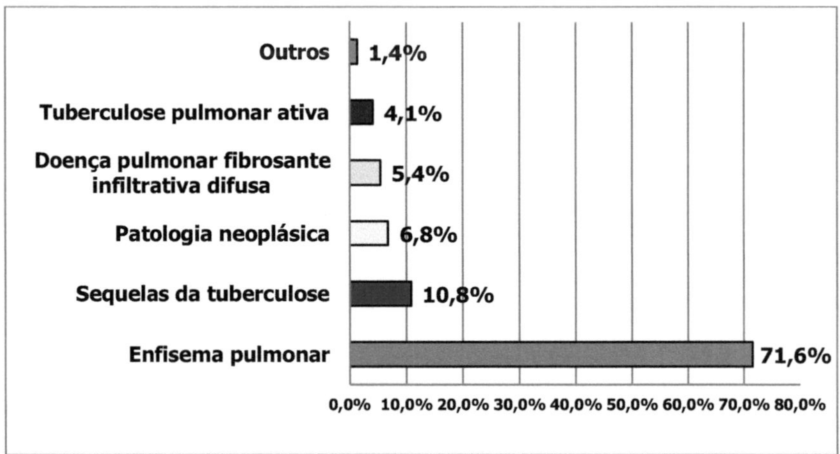

Figura 18: Causas de pneumotórax espontâneo secundário

1.5. Gestão terapêutica

A duração média da hospitalização foi de 7,36±4 dias [1-30 dias].

1.5.1. Tratamento conservador

Foi recomendada para 20 doentes com pneumotórax parcial que a toleraram bem. O retorno do pulmão à parede foi conseguido em 18 pacientes (90%) com uma demora média de 4,75±2 dias [2-7 dias]. Nos outros dois pacientes, o aumento do tamanho do pneumotórax indicou a necessidade de drenagem torácica.

1.5.2. Evacuação pleural

1.5.2.1. Exsuflação por agulha

A exsuflação foi recomendada em três doentes. O retorno do pulmão à parede foi conseguido em dois doentes. èmeA drenagem do tórax foi necessária em 3 doentes quando a exsuflação falhou.

1.5.2.2. Drenagem do tórax

A drenagem torácica foi efectuada em 185 doentes (90%):

- 178/185 (96,2%) pacientes com um PS total: 114 pacientes no grupo PSP e 64 pacientes no grupo PSS.
- 7/185 doentes com um PS parcial antes de :
  - ✓ Falha na exsuflação num doente com PSP.
  - ✓ Piora radiológica após tratamento conservador em dois pacientes com ESP relacionada a pulmão enfisematoso.
  - ✓ Pneumotórax mal tolerado em dois doentes com ESP (sequelas de tuberculose: um doente; enfisema bolhoso: um doente).
  - ✓ Pneumotórax recorrente secundário a neoplasia pulmonar primária em dois pacientes.

A duração média da drenagem torácica foi de 6,3±3 dias [8- 22 dias].

1.5.3. Pleurodese médica

- A pleurodese médica através do dreno foi efectuada em 13/206 doentes (6,3%) com uma PSS (pneumotórax persistente em 7 doentes e pneumotórax recorrente em 6 outros).
- A pleurodese cirúrgica foi indicada em 35/206 doentes (17%) (pneumotórax persistente em 19 doentes, pneumotórax recorrente em 13 doentes, pneumotórax bilateral num doente e hemopneumotórax em dois doentes).
- A tomografia computadorizada de tórax pré-operatória mostrou anormalidades parenquimatosas em 29/35 casos (82,9%), como bolhas em 3/35 pacientes (8,6%), enfisema pulmonar em 25/35 pacientes (71,4%), DIP em 2/35 pacientes (5,7%) e rutura de cisto hidático em 1/35 pacientes (2,9%).
- Os procedimentos cirúrgicos associados à pleurodese foram :

- ✓ Ressecção de bolhas em 16/35 doentes (45,7%): 4/16 doentes (25%) no grupo PSP e 12/19 doentes (63,2%) no grupo PSS.
- ✓ Ressecção de bolhas em 1/35 doentes (2,9%) no grupo PSP.
- ✓ Cura de um quisto hidático pulmonar num doente (2,9%).
- ✓ Biópsia pulmonar cirúrgica em doentes com uma TAC sugestiva de PHS (2,9%).

- A TAC pré-operatória mostrou lesões de enfisema e/ou bolhas em 15 doentes (88,2%) dos que foram submetidos a ressecção de bolhas ou bolhas (n=17). A TC orientou o local da biópsia no doente com PHS e orientou o procedimento cirúrgico no doente com quisto hidático roto.

1.6. Tendências a longo prazo

- A duração média do seguimento após a alta hospitalar foi de 2 ± 1 ano [1 ano-3 anos]. Durante o seguimento, a recorrência do PS foi observada em 16 pacientes (7,76%) em 171±242 dias [7-803 dias]. A recorrência foi homolateral em 12 casos (75%) e contralateral em quatro casos (25%).
- A cessação tabágica foi bem sucedida em 75 doentes (36,4%). A exposição persistente ao tabagismo passivo foi registada em 39 doentes (18,9%).
- Não foram observados sinais respiratórios crónicos durante o período de acompanhamento em doentes do grupo PSP com anomalias escanográficas, como enfisema pulmonar não reconhecido na radiografia do tórax.

2. Estudo analítico

2.1. Caraterísticas sócio-demográficas

2.1.1. Idade

- A idade média dos doentes era mais elevada no grupo da ESP do que no grupo da PSP (60,6 ± 12 anos [22-87 anos] versus 29 ± 9 anos [16-50 anos]; p<0,001).
- No grupo da PSP, a idade média foi mais elevada nos homens do que nas mulheres (30 ± 9 anos versus 22,7 ± 4 anos), sem diferença estatisticamente significativa (p=0,1). Noventa e quatro por cento dos doentes (n=124) com PSP tinham menos de 45 anos de idade.

- No grupo PSS, a idade média era mais elevada nos homens do que nas mulheres (61 anos versus 22 anos; p=0,001).

2.1.2. Tipo

Os homens representaram 96,9% dos casos de PSP (128 casos) e 98,6% dos casos de ESP (73 casos) (p=0,65).

2.1.3. Fumar

- A frequência do tabagismo ativo foi comparável entre os grupos PSP e PSS (114 doentes (86,4%) versus 69 doentes (93,2%); p=0,13)
- O nível médio de intoxicação por tabaco foi maior no grupo PSS do que no grupo PSP (42 ± 21 PA versus 16 ± 14 PA; p<0,001).

2.1.4. Dados antropométricos

- O IMC médio foi mais baixo no grupo PSP do que no grupo PSS (20,4±2 kg/m2 versus 22,4±4 kg/m2; p=0,002).
- Os doentes do grupo PSP eram, em média, mais altos do que os do grupo PSS (1,757 ± 0,072 metros [1,57-1,93] versus 1,7 ± 0,066 metros [1,59-1,94]; p<0,001).
- O morfotipo longline foi mais frequentemente encontrado no grupo PSP do que no grupo PSS (36 doentes ou 27,3% versus nove doentes ou 12,2%; p=0,012).

2.2. Dados clínicos

- O tempo médio de consulta foi mais curto no grupo PSP do que no grupo PSS (33 ± 44 horas versus 64 ± 81 horas; p=0,001).
- A dor torácica foi mais frequente no grupo PSP do que no grupo ESP (127 doentes (96,2%) versus 56 doentes (75,6%); p<0,001). A dispneia foi mais frequentemente referida pelos doentes do grupo da ESP do que pelos doentes do grupo da PSP (34 doentes (45,9%) versus 38 doentes (28,7%); p=0,013).
- O comprometimento respiratório foi mais frequente no grupo da ESP do que no grupo da PSP (27 doentes (36,5%) versus quatro doentes (3%); p<0,001). A lesão hemodinâmica foi registada em apenas um doente do grupo da ESP.

2.3. Dados radiológicos

A tomografia computadorizada de tórax foi realizada em 93 pacientes do grupo PSP (70,5%) e em 70 pacientes do grupo ESP (94,6%) (p<0,001). Foi efectuada 26 ± 60 dias [1-360 dias] após a ocorrência de pneumotórax no grupo PSP e 25 ± 94 dias [1-702 dias] após o diagnóstico de pneumotórax no grupo PSS. Este exame foi efectuado :

- Durante o internamento, em 80,6% dos doentes do grupo PSP (n=75) e em 87,1% dos doentes do grupo PSS (n=61).
- Na visita de seguimento, 18 doentes do grupo PSP e nove doentes do grupo PSS (p=0,26).

2.3.1. Indicações para uma TAC torácica de acordo com a etiologia do PS (Figura 19)

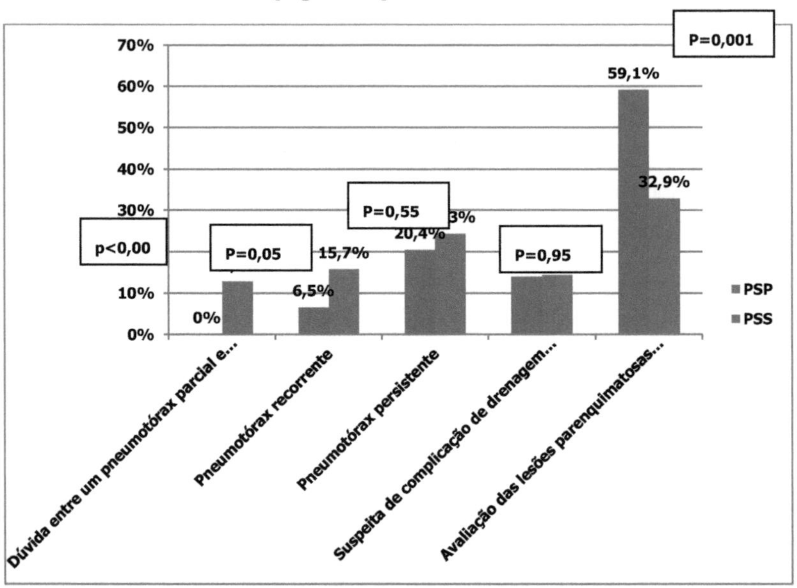

Figura 19: Distribuição do pneumotórax espontâneo de acordo com as indicações para a tomografia computorizada torácica

2.3.2. Descrição das anomalias escanográficas

- As anomalias parenquimatosas potencialmente causadoras de pneumotórax foram registadas em 65/93 doentes (69,9%) no grupo PSP e em 70/70 doentes no grupo PSS (100%) (p=0,001) .
- As hemorragias foram mais frequentes no grupo PSP (16/93 doentes (17,2%) no grupo PSP versus 2/70 doentes (2,9%) no grupo PSS; p<0,001).

- O enfisema pulmonar foi mais frequente no grupo ESP (65/70 doentes (92,9%) versus 49/93 doentes (52,7%); p<0,001) (Figura 20).
- O enfisema era difuso e bilateral em 7/49 doentes (14,3%) do grupo PSP e 40/65 doentes (61,5%) do grupo ESP (p<0,001), bi-apical em 32/49 doentes (65,3%) do grupo PSP e 19/65 doentes do grupo ESP (p<0,001) e unilateral em 10/49 doentes (20,4%) do grupo PSP e 5/65 doentes (7,8%) do grupo ESP (p=0,05).

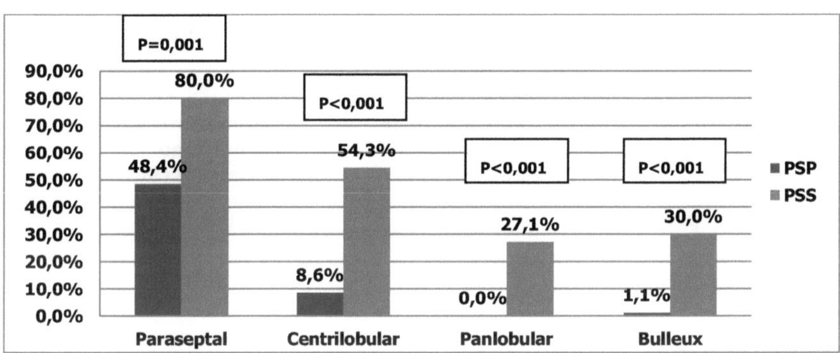

Figura 20: Distribuição do pneumotórax espontâneo de acordo com o tipo de enfisema descrito na tomografia computadorizada de tórax

1.1. Dados terapêuticos (Figura 21)

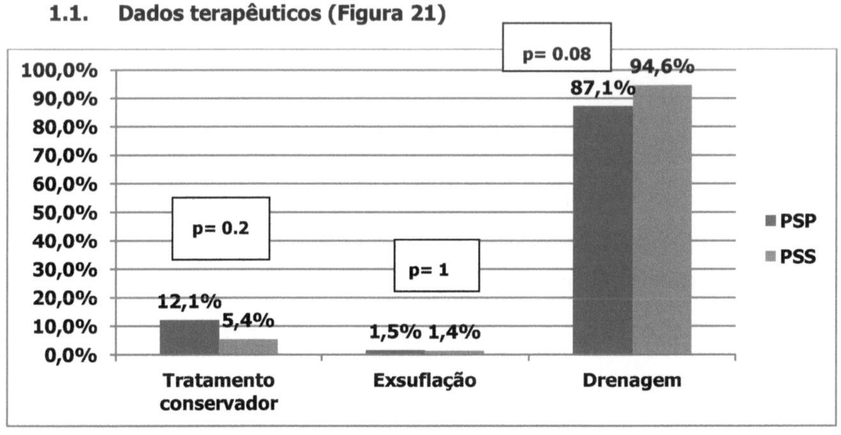

Figura 21: Repartição do pneumotórax espontâneo de acordo com a modalidade de tratamento

A duração média da drenagem torácica foi mais curta no grupo PSP em comparação com o grupo PSS (5,7 ± 3 dias versus 7,3 ± 3 dias; p=0,001). O tempo médio de internamento hospitalar foi mais curto no grupo PSP do que no grupo PSS (6,6 ± 3 dias versus 8,7 ± 5,3 dias; p=0,002).

A pleurodese médica através do dreno foi efectuada em 13 doentes do grupo da ESP. A pleurodese cirúrgica foi recomendada em 19 doentes do grupo PSP (14,4%) e em 16 doentes do grupo ESP (21,6%) (p=0,3). A Tabela IV ilustra as indicações para pleurodese de acordo com o facto de o pneumotórax ser primário ou secundário.

Tabela IIIIndicações para a pleurodese consoante o pneumotórax espontâneo seja primário ou secundário

Indicações para a pleurodese cirúrgica	Pneumotórax espontâneo primário N (%)	Pneumotórax espontâneo secundário N (%)	p
Pneumotórax persistente	9 (47,4)	14 (48,3)	0,9
Pneumotórax recorrente	9 (47,4)	13 (44,8)	0,8
Hemopneumotórax	1 (5,3)	1 (3,4)	1
Pneumotórax bilateral	0	1 (3,4)	1

Todos os doentes foram submetidos a TC torácica pré-operatória. As anomalias parenquimatosas detectadas neste exame foram mais frequentes no grupo da ESP (16/16 doentes (100%) versus 13/19 doentes (68,4%); p=0,02). As hemorragias só foram encontradas em doentes do grupo PSP (3/19 doentes (15,8%)). O enfisema pulmonar foi comparável em ambos os grupos (10/19 doentes (76,9%) no grupo PSP versus 15/16 doentes no grupo ESP (93,8%); p=0,29).

1.2. Dados em evolução

- As recorrências de PS foram mais frequentes no grupo PSS (11 doentes (14,9%) versus cinco doentes (3,8%); p=0,004).

O tempo médio até à recorrência foi comparável entre os dois grupos (117,8 ± 85 dias [24-220 dias] no grupo PSP versus 199,8 ± 287 dias [7-803 dias] no grupo PSS; p=0,5). Não houve relação estatisticamente significativa entre recorrência e idade do paciente (0% se idade <20 anos, 31,2% se idade entre 20 e 40 anos, 43,8% se idade entre 40 e 60 anos e 25% se idade >60 anos; (p=0,13). A recorrência de SP não se correlacionou com hábitos tabágicos (13,6% nos não fumadores versus 7,1% nos fumadores; p=0,39) ou com a continuação do tabagismo (8% no caso de continuação do tabagismo versus 16,7% no caso de cessação; p=0,2). Não houve correlação entre a recorrência de pneumotórax e o morfotipo magro (13,6% se peso/altura ≥ 3 cm/Kg versus 6,2% se peso/altura ≤ 3cm/Kg; p=0,11). [22]O IMC médio não se correlacionou com o risco de recidiva (19,6 kg/m em caso de recidiva versus 21,17 kg/m na ausência de recidiva; p=0,19). Não se verificou uma relação estatisticamente significativa entre a recorrência da SP e a presença de bolhas na TC torácica ou com a presença, localização e tipo de lesões enfisematosas. A Tabela V resume os vários factores correlacionados com o risco de recorrência de pneumotórax espontâneo.

Mesa IVFactores correlacionados com o risco de recorrência de pneumotórax espontâneo

		Recorrência de pneumotórax espontâneo Não N (%)	 Sim N (%)	p
Presença de bolhas		18 (22,8)	0 (0)	0,3
Presença de enfisema		102 (68,9)	12 (80)	0,5
Localização das lesões de enfisema	**Bi-apical**	32 (30,2)	3 (27,3)	1
	Dois lóbulos superiores	16 (15,1)	0 (0)	0,35
	Bilateral difuso	4 (37,7)	7 (63,6)	0,1
	Unilateral	15 (14,2)	1 (9,1)	1
Tipo de enfisema	**Paraseptal**	91 (61,5)	10 (66,7)	0,6
	Centrilobular	41 (27,9)	5 (33,3)	0,7
	Panlobular	16 (10,8)	3 (20)	0,3
	Bulleux	18 (12,2)	4 (26,7)	0,1

1.3. Resumo e comparação entre PSP e PSS

A Tabela VI apresenta um resumo comparativo dos dados clínicos e terapêuticos dos grupos PSP e PSS.

Tabela VTabela comparativa dos dados clínicos e terapêuticos do grupo de pneumotórax espontâneo primário e do grupo de pneumotórax espontâneo secundário

	Pneumotórax espontâneo primário	Pneumotórax espontâneo secundário	P
Idade (anos)	29 ± 9	60,6 ± 12	**<0,001**
Fumadores activos (%)	86,4	93,2	0,13
Sexo masculino (%)	96,9	98,6	0,65
Morfotipo longitudinal (%)	27,3	12,2	**0,012**
Tempo de consulta (horas)	33	64	**0,001**
Dor no peito (%)	96,2	75,6	**<0,001**
Dispneia (%)	28,7	45,9	**0,013**
Insuficiência respiratória aguda (%)	3	36,5	**<0,001**
Drenagem do tórax (%)	87,1	94,6	0,08
Tempo de escoamento (dias)	5 ± 3	8 ± 4	0,1
Complicações de drenagem	47/115 (40,9%)	45/70 (64,3%)	**0,002**
Recorrência (%)	3,8	14,9	**0,004**

D ISCUSSÃO

A PS é uma ocorrência frequente na prática respiratória. A distinção clássica é entre PSP, que ocorre em jovens com pulmões aparentemente saudáveis com base nos achados clínicos e na radiografia de tórax, e PSS, que ocorre em pulmões patológicos. A distinção entre estas duas entidades é essencial, uma vez que orienta o tratamento. Atualmente, está estabelecido que a TC torácica é o exame radiológico mais eficaz para estudar o parênquima pulmonar. Permite uma avaliação exacta das lesões, evidenciando anomalias que podem passar despercebidas na radiografia do tórax e, consequentemente, permite uma melhor classificação etiológica do pneumotórax [10]. No entanto, o papel da TC na investigação etiológica desta condição permanece controverso. Neste contexto, realizámos um estudo prospetivo de 206 doentes hospitalizados por PS no Departamento de Pneumologia do Hospital Mohamed Taher Mâamouri, em Nabeul, entre agosto de 2013 e dezembro de 2019, com o objetivo de determinar o perfil etiológico da PS e identificar o papel da TC torácica na investigação etiológica desta condição, bem como na sua gestão terapêutica.

No nosso estudo, a ESP foi definida de acordo com as recomendações da BTS publicadas em 2010, como a ESP que ocorre em indivíduos com mais de 50 anos de idade, com uma história de tabagismo intenso ou com sinais clínicos ou anomalias na radiografia de tórax a favor de uma patologia respiratória subjacente. [1].

A idade média da nossa população foi de 40 ± 18 anos [16-87]. Em 51 doentes (24,7%) foram detectadas patologias predisponentes à PS: DPOC em 36 doentes (17,5%), tuberculose pulmonar ativa em três doentes (1,4%) e tuberculose pulmonar curada com sequelas parenquimatosas em nove doentes (4,3%), DPI fibrosante em dois doentes (1%) e neoplasia broncopulmonar primária num doente. As radiografias de tórax, efectuadas a todos os doentes na admissão, revelaram anomalias parenquimatosas consistentes com doença pulmonar subjacente em 50 casos (24,2%). Essas anormalidades foram representadas por enfisema pulmonar em 34 pacientes (16,5%), por opacidade apical retrátil com imagens areolares sugestivas de sequela de tuberculose em oito casos (3,8%), por opacidades intraparenquimatosas arredondadas em seis pacientes (2,9%), por imagens císticas em dois pacientes (1%) e cavitárias em um paciente (0,5%) e por síndrome intersticial em quatro pacientes (1,9%). No nosso estudo, identificámos 132 casos de PSP (64,1%) e 74 casos de ESP (35,9%) com base nos dados clínicos e radiológicos do tórax. A tomografia computorizada do tórax foi efectuada em 163 doentes (79,1%) (93 no grupo da PSP e 70 no grupo da ESP). Foi indicada como parte da investigação etiológica da SP em 78 doentes (47,8%). No grupo PSP, a TC de tórax revelou lesões infra-radiológicas potencialmente incriminatórias na ocorrência de SP em 65 casos (70%), como bolhas apicais em 16/93 casos (17,2%) e enfisema pulmonar em 49/93 pacientes (52,7%). No grupo da ESP, as anormalidades que provavelmente causaram a PS foram o enfisema pulmonar em 65/70 pacientes (92,8%) e as seqüelas da tuberculose pulmonar, como o colapso lobar cicatricial no local da dilatação brônquica em 8/70 pacientes (11,4%), DIP com imagens em favo de mel em 4/70 doentes (5,7%), metástases quísticas em dois doentes (2,9%), quisto hidático em emese num doente (1,4%), massa tumoral escavada em três doentes (4,3%) e imagem cavitária associada a fístula bronco-pleural num doente (1,4%). As lesões de enfisema eram infra-radiológicas em 31 doentes (44,3%). Na nossa série, a DPOC com enfisema pulmonar liderou a lista de etiologias da ESP (53 casos, 71,6%), seguida das sequelas de tuberculose pulmonar (oito casos, 10,8%). A pleurodese foi efectuada em 48 doentes (23,3%). A pleurodese foi efectuada por via médica através de dreno em 13 doentes (6,3% dos casos) e por via cirúrgica nos restantes 35 doentes (17%). Todos os doentes operados (n=35; 17%) (19 doentes no grupo PSP e 16 doentes no grupo ESP) foram submetidos a uma TAC torácica como parte da avaliação pré-operatória. Este exame revelou anomalias parenquimatosas mais frequentes nos doentes do grupo SPE (100% versus 68,4%; p=0,02), tais como bolhas em 3/19 doentes do grupo SPE (15,8%), enfisema pulmonar em 25 doentes (10/19 doentes do grupo SPE (76,9%) e 15/16 doentes do grupo SPE (93,8%); p=0,29), DIP em 2/16 doentes do grupo SPE (12,5%) e hidatidose pulmonar num doente do grupo SPE (6,3%). Os procedimentos cirúrgicos associados à pleurodese foram a ressecção de bolhas em 16/35 doentes (45,7%), a ressecção de bolhas em 1/35 doentes (2,9%), a cura de um quisto hidático pulmonar num doente (2,9%) e a biópsia pulmonar cirúrgica no doente com TC sugestiva de SPH (2,9%). A TAC pré-operatória descreveu bolhas enfisematosas em 15 doentes (88,2%) dos que foram submetidos a ressecção de bolhas ou blebs (n=17) e orientou o local da biopsia no doente com PHS. O tempo médio de seguimento dos doentes após a alta hospitalar foi de 2 ± 1 ano [1 ano - 3 anos]. Nenhum dos doentes do grupo PSP com anomalias parenquimatosas na TC torácica, como enfisema pulmonar, desenvolveu sinais clínicos de doença respiratória durante o período de seguimento. A recorrência de pneumotórax foi observada em 16 pacientes (7,76%), mais frequentemente no grupo PSS do que no grupo PSP (14,9% versus 3,8%; p=0,004). Não foi observada qualquer correlação entre a idade do doente, o morfotipo, a presença de bolhas ou lesões enfisematosas, a sua localização e tipo na TAC torácica, e a recorrência de PS.

Destaques do nosso estudo

- O seu carácter prospetivo
- Um período de estudo alargado de seis anos e meio.
- Uma amostra de dimensão relativamente grande

Tanto quanto sabemos, este é o primeiro estudo a nível nacional que compara a contribuição da TC com a da radiografia do tórax na distinção entre as origens primária e secundária do PS.

Os pontos fracos do nosso estudo

- O seu carácter monocêntrico.
- As tomografias computadorizadas do tórax foram efectuadas para indicações específicas e não por rotina para todos os doentes.
- A análise dos dados da tomografia computorizada, nomeadamente do enfisema pulmonar, foi efectuada de forma qualitativa, sem utilizar um sistema de pontuação para avaliar a extensão das lesões.

Diagnóstico etiológico do pneumotórax espontâneo

A PS é uma patologia comum em medicina respiratória. Tem sido responsável por entre 9,1 e 14,1 hospitalizações por 100 000 por ano nos últimos cinquenta anos. Num estudo realizado em França sobre todos os doentes hospitalizados por PSP entre 2008 e 2011, a incidência anual desta patologia foi de 22,7 por 100 000 habitantes. Na Europa, a incidência anual da PSP foi estimada em 18-24 casos por 100 000 habitantes [6[6-9] e a de PSP e ESP combinadas foi de 16,8 por 100.000 habitantes em Inglaterra (24 por 100.000 habitantes para os homens e 9,8 por 100.000 habitantes para as mulheres) [14, 15]. No nosso estudo, a incidência anual de SP foi de 29 casos/ano.

A distinção entre PSP e ESP é essencial, uma vez que orienta o tratamento terapêutico. Na prática, a distinção entre os dois tipos de PSP baseia-se no quadro clínico e na radiografia de tórax. [1]. Epidemiologicamente, certas caraterísticas diferenciam a PSP da ESP. A PSP é o tipo mais comum de SP, representando 80% dos casos no estudo de Ferraro et al [16] e 70% dos casos no estudo de Brown et al [20]. É três vezes mais comum do que a ESP [18]. Tal como no nosso estudo, vários outros autores confirmaram a elevada prevalência de PSP em comparação com a ESP. A Tabela VII resume a frequência do pneumotórax espontâneo, consoante seja primário ou secundário, em diferentes estudos.

Tabela VIFrequência do pneumotórax espontâneo, consoante seja primário ou secundário, de acordo com vários estudos.

	PSP	PSS
Bobbio [12]	85%	15%
Onuki [19]	65,1%	34,9%
Castanho [20]	69,7%	30,3%
Tanaka [21]	34%	66%
Weissberg [17]	30,2%	69,8%
Ruppert [22]	41%	59%
Hallifax [23]	39,2%	60,8%
O nosso estudo	64,1%	35,9%

A PSP afecta tipicamente doentes jovens, com uma idade média que varia, na literatura, entre os 27 e os 35 anos, enquanto a ESP afecta classicamente indivíduos com mais de 50 anos de idade. Bobbio et al, numa série de 4.295 doentes hospitalizados por SP, encontraram uma idade média mais elevada para a ESP do que para a PSP (53 ± 20 versus 35 ± 18; p<0,0001). [1, 12]. Esta distribuição bimodal foi demonstrada por um grande estudo que incluiu todos os doentes com mais de 15 anos hospitalizados por doença pulmonar entre 1968 e 2016 em Inglaterra, com um primeiro pico de frequência entre os 15 e os 34 anos para a PSP e um segundo pico acima dos 60 anos para a ESP. Isto deve-se ao facto de as patologias pulmonares serem mais frequentes em adultos com mais de 50 anos e de o tabagismo, quantificado como AF, ser mais importante à medida que as pessoas envelhecem. De acordo com a literatura, o pico de frequência da PSP é mais tardio nas mulheres do que nos homens (40 anos para as mulheres contra 20 anos para os homens). [6, 7, 12]. Isto pode ser explicado pelo facto de os homens fumarem mais cedo e mais frequentemente do que as mulheres [15, 22]. De acordo com a literatura, a idade média da nossa população foi menor no grupo PSP do que no grupo ESP (29 ± 9 anos versus 60,6 ± 12 anos; p<0,001). No entanto, a média de idade para o grupo PSP foi maior para os homens do que para as mulheres (29,8 ± 9 anos versus 22,7 ± 4 anos; p=0,1). O maior número de homens em comparação com as mulheres na nossa população de estudo pode representar um viés estatístico. A SP primária ou secundária afecta principalmente o sexo masculino. Esta clara predominância masculina foi demonstrada por numerosos autores, com um rácio de género masculino/feminino que varia entre 2,9 e 6,27 [7, 10, 12, 14, 15]. Os nossos resultados foram consistentes com a literatura, e 97% da PSP e 99% da ESP ocorreram em homens. Este facto pode ser explicado pela elevada prevalência e início precoce do tabagismo nos homens, em comparação com as mulheres. Na Tunísia, o tabagismo afecta 55,4% dos homens e apenas 4% das mulheres [26].

O tabagismo é atualmente o principal fator de risco ambiental que contribui para o aparecimento e recorrência da PSP, aumentando o risco da sua ocorrência num fator de 22 para os homens e de nove para as mulheres. Este risco está correlacionado com a duração da intoxicação tabágica e com o consumo diário de AF. O tabagismo é incriminado na génese da bronquiolite respiratória, favorecendo a formação de bolhas e a ocorrência de pneumotórax. No que respeita à HCP, esta também desempenha um papel no desenvolvimento da patologia respiratória subjacente [18,19,25]. Os nossos resultados confirmam a estreita relação entre o tabagismo e o aparecimento de PBE: 89% dos nossos doentes eram fumadores (86,4% dos doentes do grupo PBE e 93,2% dos doentes do grupo PBS; p=0,13), com um consumo médio diário de 27 ± 22 PA. O consumo de cannabis também foi incriminado na ocorrência de PS. A inalação de cannabis acelera a destruição do parênquima pulmonar. O seu efeito parece intensificar o do tabaco [27]. No nosso estudo, apenas nove dos nossos doentes (4,3%) eram fumadores de cannabis, mas os nossos dados podem sofrer de um viés de subestimação, uma vez que é comum não declarar o uso desta droga por medo do preconceito e por ser ilegal no nosso país.

A PSP afecta classicamente os fumadores de grande estatura com um baixo IMC [12]. Fisiopatologicamente, a pressão pleural é mais negativa nos ápices pulmonares do que nas bases. Em pessoas grandes, esta força de distensão predispõe ao desenvolvimento de bolhas na superfície do pulmão. Quando estas bolhas se rompem devido ao aumento da pressão no interior do pulmão, desenvolve-se um pneumotórax. O ar vaza da bolha rompida para a cavidade pleural [26, 33, 34]. Outras hipóteses têm sido avançadas na literatura para explicar a ocorrência de PSP. Alguns autores sugeriram a possibilidade de uma doença inflamatória difusa da pleura visceral com um aumento da sua porosidade [18]. Esta inflamação levaria à desestabilização das células mesoteliais na pleura visceral, que seriam substituídas por uma camada inflamatória elastofibrótica com porosidade aumentada, permitindo a fuga de ar do pulmão para o espaço pleural. [26, 35]. Outra possibilidade é a existência de um desequilíbrio na balança proteinase-antiprotease, com sobreexpressão das metaloproteinases da matriz 2, 7 e 9 em doentes com PSP. Isto foi demonstrado por imunohistoquímica em amostras pleurais de 50 doentes operados a PSP, em comparação com um grupo de controlo que incluía doentes com cancro broncopulmonar. [32]. A ESP é explicada por dois mecanismos: rutura devido à tensão das estruturas aéreas sub pleurais que excederam a sua própria complacência (bolhas, bolhas, quistos de ar) ou a extensão de um processo de necrose parenquimatosa à pleura, levando à erosão e depois à rutura da pleura e à criação de uma fístula broncopleural, particularmente durante processos necróticos ou quísticos no parênquima pulmonar. [18].

Classicamente, o pneumotórax é revelado por um ou mais dos seguintes sinais: dor torácica pleural sob a forma de uma pontada no lado ou de uma facada, exacerbada pela tosse ou pela mudança de posição, dispneia e uma tosse seca irritante [29, 30]. A dor torácica é o sintoma mais comum na PSP, relatada numa média de 69,2% dos casos na literatura, seguida da dispneia, que ocorre numa média de 54,5% dos casos. [11]. Na ESP, a dispneia é o principal sintoma. Numa série de 112 homens com PSP, Voge et al verificaram que a dor torácica estava presente em 89% dos casos, enquanto a dispneia estava presente em apenas 61%. [34]. Na série de Abolnik et al, que estudou casos de PSP, a dor torácica foi também o sintoma mais frequente encontrado em 95% dos casos, seguido de dispneia em 77,1% dos casos. [35]. No estudo de Tanaka et al, a dispneia estava presente em 64,2% dos casos de ESP enquanto que estava presente em apenas 10,2% dos casos de PSP ($p<0,01$). [21]. Nos casos de PSP, os sintomas funcionais são geralmente moderados ou por vezes completamente ausentes. Geralmente desaparecem poucos dias após o início do pneumotórax. [9]. No nosso estudo, a dor foi o sintoma mais frequente, ocorrendo mais frequentemente em 90% dos casos de PSP do que de ESP (96,2% versus 75,6%; $p<0,001$), seguida de dispneia em 35% dos casos. À semelhança dos dados da literatura, a dispneia foi mais frequente na ESP do que na PSP (45,9% versus 28,7%; $p= 0,013$).

A PSP é geralmente mais bem tolerada do que a ESP. A hipoxemia isolada ou associada à hipercapnia, bem como a insuficiência respiratória aguda ou as repercussões hemodinâmicas, que são raras no caso da PSP, são frequentemente encontradas no caso da ESP devido à baixa reserva cardiopulmonar decorrente da patologia respiratória subjacente. [8, 26]. Tanaka et al encontraram uma PaO2 média mais baixa nos doentes com ESP em comparação com os doentes com PSP (ESP: 62,1 mmHg e PSP: 81,2 mmHg) [21]. Brown et al observaram uma dessaturação $<92\%$ em ar ambiente na chegada em 2% dos casos de PSP e 20% dos casos de ESP ($p<0,0001$) [20]. Os nossos resultados estão de acordo com os da literatura, sendo a insuficiência respiratória aguda mais frequente nos casos de ESP (36,5% versus 3%; $p<0,001$).

O papel da TC torácica no diagnóstico etiológico do pneumotórax espontâneo

Graças à sua elevada resolução espacial e de contraste, a TAC torácica oferece uma análise semiológica mais pormenorizada do parênquima pulmonar do que a radiografia torácica. Permite uma melhor caraterização das lesões parenquimatosas subjacentes nos casos de PS e, por vezes, detecta anomalias que podem passar despercebidas na radiografia do tórax [36,37]. Muitos autores confirmaram a existência de lesões parenquimatosas subjacentes na PSP, tais como lesões enfisematosas. Por exemplo, Lesur et al demonstraram a presença de lesões de enfisema sub pleural periférico em 80% dos casos e de lesões de enfisema centrilobular em 60% dos casos, com base em exames de TC do tórax efectuados em 20 doentes com PSP considerada primária com base nos resultados do exame clínico e da radiografia do tórax. O autor conclui que a TC é mais sensível do que a radiografia normal do tórax na deteção de lesões enfisematosas e que só o seguimento a longo prazo destes doentes poderá determinar se estas lesões são a causa da doença respiratória crónica. [29]. Este facto foi também demonstrado pelo estudo prospetivo de Ruppert et al, que encontrou lesões enfisematosas em 51,8% das radiografias do tórax realizadas em 83 doentes com PSP. Estas lesões foram mais frequentes nos fumadores de cannabis e tabaco do que nos fumadores apenas de tabaco (71,9% e 50% dos casos, respetivamente). Os autores concluem que a TAC torácica em doentes com PSP que fumam tabaco e/ou canábis pode ser útil para a deteção precoce de lesões de enfisema e para encorajar estes doentes a deixarem de fumar. [25].

Em 1993, Bense et al. demonstraram a presença de zonas localizadas no parênquima pulmonar de menor densidade, delimitadas por uma parede muito fina, denominadas "alterações de tipo enfisematoso" em 81% dos casos de PSP, enquanto que estas imagens estavam presentes em apenas 20% do grupo de controlo. Este último grupo incluía indivíduos aparentemente saudáveis e que nunca tinham fumado [38]. Bintcliffe et al compararam os exames de um primeiro grupo de doentes com PSP com um segundo grupo de doentes de controlo. Verificaram que a extensão do enfisema e a percentagem de áreas parenquimatosas de baixa densidade eram maiores no grupo com PSP do que no grupo de controlo, com uma diferença estatisticamente significativa (mediana de 0,25% versus 0%; $p= 0,019$ [39].

A imagiologia transversal é também mais sensível do que a radiografia torácica na identificação de bolhas, que são visíveis nos exames assim que o seu diâmetro atinge os 3 mm, ao passo que só são visíveis na radiografia torácica a partir de um diâmetro de 10 mm. [38]. As bolhas e bolhas subpleurais foram detectadas em 50 a 80% dos exames de tórax efectuados em doentes com PSP [18,39]. Mitlehner também demonstrou, no seu estudo prospetivo de 35 doentes com PSP, a superioridade da TC torácica em relação à radiografia do tórax na deteção de bolhas subpleurais. Estas anomalias foram detectadas em 31 casos na TC torácica, enquanto que apenas foram detectadas em 11 radiografias torácicas. [41]. No estudo de Kobayashi et al, as bolhas subpleurais e as opacidades lineares apicais foram significativamente mais frequentes nos exames de TC no grupo de PSP do que no grupo de controlo [42]. Histologicamente, estas opacidades apicais correspondiam a fibrose, espessamento pleural e atelectasia em banda associada a focos de colapso alveolar. A sensibilidade da TC torácica para detetar estas anomalias é melhor quando a TC utilizada é de alta resolução com cortes finos e revisões de cortes axiais e coronais 43, 44][. A TC torácica também pode mostrar anormalidades na configuração do tórax, o que é mais comum em pacientes com PSP. De acordo com o estudo retrospetivo de C.H Park et al., os doentes com PSP apresentavam um tórax mais achatado antero-posteriormente, mais estreito lateralmente e mais comprido craniocaudalmente, em comparação com um grupo de controlo de indivíduos saudáveis da mesma idade e sexo. [45]. Pensa-se que estas caraterísticas biogeométricas estão associadas à formação de bolhas subpleurais, cuja rutura é a causa da PSP.

A TC do tórax é também o melhor exame para estudar patologias infiltrativas difusas. Pode detetar lesões intersticiais infra-radiológicas em doentes sintomáticos com DIP confirmada em 10-15% dos casos [46]. No nosso estudo, a PS foi uma complicação de DIP conhecida em dois casos e foi indicativa desta patologia em outros dois casos. Em ambos os casos, a radiografia de tórax era anormal, sendo necessário efetuar uma TAC torácica. Este exame permitiu uma melhor orientação etiológica da PS ao mostrar um aspeto compatível com PHS num caso e com uma síndrome de enfisema dos ápices e fibrose das bases no outro caso.

É também a técnica de eleição para a deteção de patologias quísticas do parênquima pulmonar. Estas lesões são frequentemente complicadas por PS e podem não ser detectadas na radiografia de tórax [47,48]. Numa população chinesa, a síndrome de Birt-Hogg-Dubbé foi detectada em 10% dos doentes com PSP na TC torácica. Este facto levou ao diagnóstico precoce dos tumores renais frequentemente associados a esta síndrome, permitindo um melhor tratamento desta entidade rara e, consequentemente, um melhor prognóstico. [49]. A linfangioleiomiomatose é uma doença rara que causa SP em mulheres. Muitas vezes só é descoberta quando há recidiva da doença. Alguns autores sugerem a realização sistemática de uma TAC torácica para a PSP em mulheres com idades compreendidas entre os 25 e os 54 anos, de modo a evitar o esquecimento desta entidade rara e poder propor a pleurodese, que é recomendada desde o primeiro episódio de PSP devido ao elevado risco de recorrência. [50,51]. Na nossa série, foram identificadas lesões quísticas na radiografia de tórax de dois doentes com ESP. A tomografia computorizada do tórax foi utilizada para sugerir a natureza maligna destas anomalias.

Com base nos resultados acima referidos, muitos autores propuseram a realização sistemática de uma TAC torácica num primeiro episódio de SP, a fim de adaptar o seu tratamento, que difere de acordo com as sociedades científicas consoante se trate de uma doença primária ou secundária. [22]. Nas suas recomendações publicadas em 2010, a BTS considera a gestão ambulatória com monitorização simples apenas no caso de um PS pequeno (<2cm), assintomático e sem evidência de doença respiratória crónica. Da mesma forma, a exsuflação por agulha é possível para PSP maiores que 2 cm e/ou sintomáticos, enquanto a drenagem torácica deve ser realizada para ESP com as mesmas caraterísticas. [1,22]. De acordo com a ACCP, a hospitalização é recomendada para um pequeno ESP, mesmo que não tenha repercussões clínicas, enquanto que a gestão ambulatória pode ser considerada para um ESP com as mesmas caraterísticas. [7]. No entanto, a literatura não é unânime quanto ao valor da TAC torácica de rotina em todos os primeiros episódios de PSP. Com efeito, as lesões detectadas por TAC, nomeadamente as lesões enfisematosas encontradas em doentes com PSP, não são necessariamente sinónimo de doença respiratória subjacente. A isto acresce o facto de este exame nem sempre ser facilmente acessível e expor o doente a custos e irradiação excessivos em comparação com a radiografia do tórax [9,52]. Até à data, a realização sistemática de uma TAC torácica num primeiro episódio de PS não foi recomendada pelas sociedades científicas. Só está indicada, como parte de uma investigação etiológica, se houver alguma dúvida sobre uma patologia pulmonar subjacente e os dados clínicos e da radiografia do tórax não derem qualquer indicação nesse sentido. [1,7]. No nosso estudo, foram encontradas lesões de enfisema pulmonar em 52,7% dos casos de PSP investigados por TC torácica. Nestes casos, seria legítimo perguntar se estas anomalias são lesões predisponentes para doenças respiratórias obstrutivas crónicas como a DPOC. No entanto, nenhum destes doentes desenvolveu sinais sugestivos de tal patologia durante o período do estudo.

Existem muitas causas diferentes de ESP. Atualmente, as doenças das vias respiratórias, em particular a DPOC com enfisema pulmonar, são a causa mais comum de derrame gasoso pleural. [17]. Este facto foi demonstrado pelos resultados de vários estudos em que o enfisema pulmonar foi a principal causa de ESP, encontrado em 32,8% dos casos na série de Tanaka et al. [21]68% dos 505 casos de ESP estudados por Weissberg et al. [17]77% dos casos no estudo retrospetivo de Ruppert et al. [22] e em 73,3% dos casos na série de Onuki et al [19]. A PS pode ocorrer durante a evolução da DPOC, principalmente devido à rutura de zonas bolhosas enfisematosas subpleurais, favorecida pela distensão torácica. [21]. Outras doenças das vias aéreas que podem ser responsáveis por PS são a asma, a fibrose quística e a bronquiolite obliterante. A asma pode ser responsável por uma PS em caso de crise grave devido a um aumento importante da pressão alveolar. Dependendo da série, esta complicação pode ocorrer em 1 a 5% dos casos. [53]. As doenças infecciosas em geral, e a tuberculose pulmonar em particular, permanecem entre as causas mais comuns de HP em áreas onde esta condição é endémica, como a Índia. [38,39]. Esta complicação afecta cerca de 0,6 a 1,4% dos doentes que sofrem desta doença infecciosa durante o período de tratamento. A PS ocorre quer como resultado da rutura intrapleural de lesões cavitárias, quer como resultado da extensão do processo infecioso necrosante à pleura visceral. Por vezes, é complicada por empiema pleural e fístula broncopleural persistente. [15]. O pneumotórax pode ocorrer após outras infecções pulmonares, como a pneumonia abcedada causada por germes necrosantes quando um abcesso parenquimatoso se rompe na cavidade pleural. [55]. Durante o curso da SIDA, a incidência de ESP é 450 vezes superior à da população não infetada pelo VIH, ocorrendo em 2% dos doentes. Estes doentes apresentam frequentemente lesões enfisematosas sob a forma de distrofia bolhosa do ápice pulmonar e das regiões corticais. A pneumonia por Pneumocystis carinii é a complicação infecciosa pulmonar mais comum na SIDA. Representa um fator de risco adicional para o desenvolvimento da SP. De facto, esta infeção fúngica provoca lesões necrosantes do parênquima pulmonar, com a formação de cavidades quísticas apicais e subpleurais, que causam SPS em 5 a 10% dos casos. [56]. As SIDs são também uma causa frequente de PSO. A fibrose pulmonar idiopática é uma das IDPs mais comuns. No decurso desta doença, uma PSO afecta uma pessoa em 167 por ano e pensa-se que seja secundária à rutura de lesões subpleurais em favo de mel [58-59]. A PS pode revelar histiocitose de Langerhansian, que deve ser suspeitada em fumadores com lesões quísticas na TC torácica [65] , ou linfangioleiomiomatose em 42% dos casos, que é uma condição rara em mulheres em idade fértil [66] e, menos frequentemente, pneumoconiose e doenças conectivas como artrite reumatoide, esclerodermia e espondilite anquilosante [63, 64, 65]. [63, 64, 65]. O pneumotórax é mais raro na sarcoidose mediastino-pulmonar, descrito em 2% dos casos, e ocorre após a rutura de uma bolha sub pleural ou necrose de um granuloma sub pleural. [65]. A PS pode também complicar patologias pulmonares malignas, nomeadamente metástases subcorticais e mesotelioma pleural maligno, mas também cancro broncopulmonar primário, que pode ser revelado por um derrame pleural gasoso em 0,03% e 0,05% dos casos. [66]. Pohl et al estimaram que 2% dos PS são secundários a uma patologia pulmonar maligna, seja ela primária ou secundária[67]. Os possíveis mecanismos de ocorrência de SP secundário a patologia tumoral são [68] :

- Necrose da parede do tumor com rutura para o espaço pleural.
- A presença de lesões endobrônquicas que actuam como um mecanismo de válvula que leva ao desenvolvimento e à rutura de bolhas subpleurais.
- A presença de uma fístula bronco-pleural.

Outras causas mais raras de pneumotórax incluem a doença de Marfan, a síndrome de Birt-Hogg-Dube, etc. [69] e o pneumotórax catamenial [70]. O pneumotórax catamenial ocorre em mulheres jovens na véspera da menstruação e 72 horas após o início da menstruação. O mecanismo de ocorrência do SP permanece controverso, tendo sido avançadas quatro teorias para explicar a sua patogénese [71] :

- Rutura espontânea de bolhas.
- Defeitos na pleura diafragmática.
- Rutura alveolar devido a broncoespasmo e vasoconstrição induzidos pelo aumento dos níveis sanguíneos e locais de prostaglandina F2 durante a menstruação.
- E, finalmente, a descamação da endometriose pleural que, durante a menstruação, pode provocar uma passagem de ar.

Na nossa série, a DPOC com enfisema pulmonar encabeçou a lista de etiologias da ESP encontrada em 71,6% dos casos, o que está de acordo com os resultados da literatura, seguida da dilatação brônquica sequela de tuberculose pulmonar em 10,8% dos casos, depois as causas neoplásicas em 6,6% dos casos e a DIP fibrosante em 5,4% dos casos. A tuberculose pulmonar ativa foi responsável por 4,1% dos casos de ESP.

O papel do scanner na gestão terapêutica da PS

A radiografia do tórax é o exame de primeira linha para o diagnóstico de PS e para orientar o tratamento terapêutico imediato. De acordo com as recomendações das sociedades científicas, a TC torácica é reservada para o pneumotórax recorrente, quando há dúvidas sobre a localização aberrante do dreno torácico ou em casos de fuga de ar com duração superior a cinco a sete dias. Este exame também está indicado no pré-operatório para orientar o tratamento cirúrgico da PS e quaisquer procedimentos associados, como amostras de biópsia necessárias para diagnosticar a patologia pulmonar causadora, como a DIP ou a cirurgia de redução do volume pulmonar. [1,7,72]. No entanto, o papel e a utilidade da TC torácica na previsão do risco de recorrência da PSP permanecem controversos. [2]No seu estudo de 231 casos de PSP, Huang et al. demonstraram que os factores associados à recorrência contralateral de PSP eram o baixo peso corporal (IMC<18,5 kg/m) e a presença de bolhas no pulmão contralateral, conforme demonstrado pela TC de alta resolução [73]. Os autores concluíram que este grupo de doentes poderia justificar a realização de toracoscopia vídeo-assistida desde o primeiro episódio para prevenir a recorrência. Noutro estudo prospetivo, os autores verificaram que a recorrência contralateral de um primeiro episódio de PSP estava estatisticamente associada à presença de bolhas neste pulmão, conforme demonstrado por uma TAC torácica pré-operatória do primeiro pulmão afetado. De acordo com os autores, seria portanto legítimo propor uma cirurgia para prevenir a recorrência precoce nestes doentes. [74].

O primeiro "score de bolhas" foi proposto por Warner et al em 1991 [75]. Os autores atribuíram um número de um a cinco às bolhas de acordo com o seu tamanho (1 para um tamanho de 0 a 5 mm, 2 de 6 a 10 mm, 3 de 11 a 21 mm, 4 de 21 a 30 mm e 5 acima de 31 mm). A pontuação foi obtida multiplicando o número de bolhas em cada categoria pelo seu número. A pontuação foi significativamente maior em indivíduos com pneumotórax recorrente que necessitaram de pleurodese cirúrgica. De acordo com este estudo, a tomografia computorizada torácica pode ser útil para prever o risco de recorrência de PSP e definir os doentes que justificam uma sínfise pleural desde o início. Numerosos outros estudos apoiam a realização sistemática de uma TAC torácica face a um primeiro episódio de PSP, a fim de definir o risco de recorrência e de poder propor uma abordagem preventiva personalizada [65, 66].

Contrariamente a estes dados, outros autores não encontraram qualquer correlação entre a distrofia bolhosa na TC torácica e o risco de recorrência da SP [67, 68]. No seu estudo prospetivo de 35 doentes com PSP investigados por TC torácica, Mitlehner et al não encontraram qualquer correlação entre o risco de recorrência de PSP e o número, tamanho e distribuição das lesões distróficas na TC torácica. [41]. Estes dados são confirmados pelo estudo de Smit et al, que não encontrou uma relação estatisticamente significativa entre a presença e a localização de lesões bolhosas em exames de TC torácica de 101 doentes com PSP e o risco de recorrência de pneumotórax. [80]. Num outro estudo prospetivo que incluiu 55 doentes que realizaram TC torácica após a resolução do episódio de pneumotórax, os autores demonstraram a ausência de uma associação entre a presença, número, tamanho e localização de bolhas na TC torácica e o risco de recorrência da PSP. Por conseguinte, os autores não recomendaram a cirurgia para a ressecção de bolhas após um primeiro episódio de PSP com base nos dados da TC. [81]. Num estudo tunisino realizado em 2007, Besbes et al avaliaram a associação entre a recorrência de PSP e os resultados de exames de TC torácica realizados em 80 doentes na semana seguinte à alta hospitalar. [82]. A pontuação da "lesão distrófica" foi baseada nos mesmos critérios utilizados por Warner em 1991 [75]. As bolhas distróficas estavam presentes na TC em 72,5% dos pacientes. A gravidade destas lesões, deduzida a partir da pontuação distrófica, não foi estatisticamente associada ao risco de recorrência. Os autores concluíram, portanto, que as lesões bolhosas distróficas estão frequentemente presentes na PSP sem estarem associadas a um risco acrescido de recorrência.

Dada a disparidade destes resultados, a decisão de efetuar a pleurodese com base na presença de bolhas ou bolhas na TAC não se justifica neste momento. [5, 8]. Durante o período de seguimento do nosso estudo, foram observadas 16 recorrências de PS. Estas foram mais frequentes no caso da ESP do que no caso da PSP (14,9% versus 3,8%; p=0,004). Não se verificou uma relação estatisticamente significativa entre a presença de bolhas ou enfisema na TC torácica, a localização destas lesões, o seu tipo e a recorrência de pneumotórax. No entanto, a relação entre a extensão do enfisema e o risco de recorrência não foi estudada, uma vez que a análise das lesões enfisematosas foi qualitativa e não quantitativa.

C ONCLUSÕES

A classificação do PS como primário ou secundário baseia-se, em primeiro lugar, na clínica e na radiografia do tórax. A tomografia computorizada do tórax só é indicada se houver dúvidas persistentes sobre uma patologia parenquimatosa não identificada por estes exames iniciais. Fora deste contexto, o papel deste exame na investigação etiológica de um PS não está bem codificado. A sua contribuição para a previsão do risco de recorrência, o principal risco de um PS, também permanece controversa.

Com o objetivo de determinar o perfil etiológico da SP e identificar o papel da tomografia computadorizada na investigação etiológica dessa condição, bem como em seu manejo terapêutico, realizamos um estudo prospetivo de 206 casos de SP tratados no Departamento de Pneumologia do Hospital Mohamed Taher Mâamouri em Nabeul entre agosto de 2013 e dezembro de 2019. A determinação da natureza primária ou secundária da SP baseou-se nos critérios da BTS, considerando como SPS qualquer SP que ocorra num doente com mais de 50 anos de idade e com antecedentes de tabagismo intenso ou num doente com sinais clínicos ou anomalias na radiografia do tórax a favor de uma patologia pulmonar subjacente. Em todos os outros casos, a SP é considerada primária.

A idade média da nossa população foi de 40 ± 18 anos [16-87]. Verificou-se uma clara predominância do sexo masculino, com um rácio M/F de 40,2. A maioria dos nossos doentes era fumadora ativa (88,8%). A comorbilidade respiratória era conhecida na altura do diagnóstico de SP em 55 doentes (26,7% dos casos): DPOC em 36 doentes (17,5%), asma em quatro doentes (2%), tuberculose pulmonar ativa em três doentes (1,4%) e curada com sequelas parenquimatosas em nove doentes (4,3%), DPI fibrosante em dois doentes (1%) (um caso de fibrose pulmonar idiopática e um caso de sarcoidose mediastino-pulmonar) e neoplasia pulmonar primária num doente. A dor torácica foi o principal sinal clínico referido por 183 doentes (88,8% dos casos), seguida de dispneia referida por 72 doentes (35%). As radiografias do tórax, efectuadas a todos os doentes na admissão, revelaram anomalias parenquimatosas consistentes com patologia pulmonar subjacente em 50 casos (24,2%). Estas alterações eram representadas por enfisema pulmonar em 34 casos (16,5%), opacidade retrátil com imagens areolares sugestivas de sequelas de tuberculose pulmonar em oito casos (3,8%), opacidades intra-parenquimatosas arredondadas em seis casos (2,9%) (únicas em três pacientes e múltiplas em três pacientes), imagens císticas em dois pacientes (1%) e cavitárias em um caso (0,5%) e uma síndrome intersticial em quatro casos (1,9%). No nosso estudo, identificámos 132 casos de PSP (64,1%) e 74 casos de ESP com base nos dados clínicos e radiológicos do tórax. Vários estudos demonstraram a elevada prevalência da PSP em comparação com a ESP. Os doentes com PSP eram mais jovens do que os doentes com

ESP, com uma idade média de 29 ± 9 anos versus 60,6 anos ($p<0{,}001$), e tinham maior probabilidade de ter um morfotipo magro (27,3% versus 12,2%; $p=0{,}012$). Está bem demonstrado na literatura que a PSP é uma patologia de indivíduos jovens com morfologia magra, enquanto que a ESP afecta classicamente fumadores com idade superior a 50 anos. A dor torácica foi mais frequente no grupo da PSP do que no grupo da ESP (96,2% versus 75,6%; $p<0{,}001$), enquanto a dispneia foi mais frequente no grupo da ESP (45,9% versus 28,7%; $p=0{,}013$). Ao contrário da PSP, a ESP é frequentemente mal tolerada do ponto de vista respiratório devido à baixa reserva ventilatória secundária à patologia parenquimatosa subjacente e à idade do doente, que é geralmente mais avançada. A tomografia computorizada do tórax foi efectuada em 93 doentes do grupo PSP (70,5%) e em 70 doentes do grupo ESP (94,6%) ($p<0{,}001$). As indicações para este exame foram a avaliação de lesões parenquimatosas subjacentes em 78 doentes (55/93 doentes no grupo PSP (59,1%) e 23/70 doentes no grupo PSS (32,9%); $p=0{,}001$), pneumotórax recorrente em 17 doentes (6/93 doentes no grupo PSP (6,5%) e 11/70 doentes no grupo PSS (15,7%); $p=0{,}055$), pneumotórax persistente em 36 doentes (19/93 doentes no grupo PSP (20,4%) e 17 doentes no grupo ESP (24,3%); $p=0{,}55$), suspeita de complicação da drenagem torácica em 23 doentes (13/93 doentes no grupo PSP (14%) e 10/70 doentes no grupo ESP (14,3%); $p=0{,}9$) e dúvida entre pneumotórax parcial e bolha de enfisema em nove doentes no grupo ESP (12,9%). No grupo PSP, a radiografia do tórax revelou bolhas apicais em 16/93 casos (17,2%) e lesões de enfisema pulmonar em 49 doentes (52,7%). Seria legítimo questionar o carácter verdadeiramente primário da PS nestes 49 casos. No entanto, nenhum destes doentes apresentou sinais de DPOC durante o período de seguimento do estudo. No grupo da ESP, a TC torácica permitiu uma avaliação mais precisa da etiologia da SP, revelando anomalias não detectadas pela radiografia torácica em 44,3% dos casos, como o enfisema pulmonar em todos os casos.

Vários estudos demonstraram a superioridade da TC na avaliação das lesões parenquimatosas subjacentes em doentes com PSP. Os doentes que sofrem de PSP encontram cada vez mais anomalias, nomeadamente lesões de enfisema, que teriam passado despercebidas numa simples radiografia do tórax. No entanto, estas lesões nem sempre são sinónimo de doença respiratória e o seu significado clínico não está bem estabelecido.

No nosso estudo, a DPOC com enfisema pulmonar foi a etiologia mais comum da ESP (71,6% dos casos de ESP), seguida das sequelas de tuberculose pulmonar em 10,8% dos casos. A tuberculose pulmonar ativa foi responsável por 4,1% dos casos de ESP. A DPOC com enfisema pulmonar é a causa mais comum de derrame pleural gasoso, particularmente nos países desenvolvidos, à frente das causas infecciosas em geral e da tuberculose pulmonar em particular, que continua a ser uma das principais causas de ESP em áreas onde a tuberculose é altamente endémica.

A pleurodese foi efectuada em 48 doentes. A pleurodese foi efectuada por via médica através do dreno em 13 doentes do grupo ESP (6%) e por via cirúrgica em 35 doentes (17%) (19 doentes do grupo PSP (14,4%) e 16 doentes do grupo ESP (21,6%); p=0,3). Em todos os casos foi efectuada uma TAC torácica pré-operatória. Este exame revelou anomalias parenquimatosas em 29 doentes (13/19 doentes no grupo PSP (68,4%) e 16/16 doentes no grupo PSS (100%); p=0,02). Estas anomalias eram maioritariamente bolhas em 3/19 doentes do grupo PSP (15,8%) e enfisema pulmonar em 25 doentes (10/19 doentes do grupo PSP (76,9%) e 15/16 doentes do grupo ESP (93,8%); p=0,29). Os procedimentos operatórios associados à pleurodese foram a ressecção de bolhas em 16/35 doentes (45,7%), a ressecção de bolhas em 1/35 doentes (2,9%), a cura de um quisto hidático pulmonar num doente (2,9%) e a biopsia pulmonar cirúrgica num doente. A TAC torácica é frequentemente indicada antes da cirurgia para um PS. Permite uma avaliação exacta das lesões e ajuda a orientar os procedimentos cirúrgicos associados à pleurodese, como a biopsia pulmonar cirúrgica necessária para diagnosticar uma DPI subjacente.

No nosso estudo, foram registadas recorrências em 16 doentes. Foram mais frequentes no caso da ESP do que no caso da PSP (14,9% versus 3,8%; p=0,004). Não se verificou uma relação estatisticamente significativa entre a presença de bolhas e o risco de recidiva, nem com a presença, localização ou tipo de enfisema. Não foi possível estudar a relação entre a extensão do enfisema pulmonar e o risco de recidiva, uma vez que a análise das lesões de enfisema foi qualitativa e não quantitativa.

Os dados da literatura sobre a utilidade da TC torácica na previsão do risco de recorrência da SP são contraditórios. Atualmente, com exceção de algumas situações específicas, como o pneumotórax bilateral desde o início e a SP secundária a linfangioleiomiomatose, a pleurodese preventiva não pode ser proposta após um primeiro episódio de SP com base apenas nos achados da TC.

No final deste trabalho, podemos concluir que :

- A TC do tórax é superior à radiografia do tórax para avaliar as lesões parenquimatosas na PS. No entanto, o significado clínico destas lesões não está bem estabelecido. Por conseguinte, não parece justificar-se atualmente uma tomografia computadorizada torácica sistemática como parte da avaliação etiológica da SP.

- A TC torácica é realizada por rotina se houver suspeita de patologia parenquimatosa subjacente que não tenha sido elucidada por dados clínicos e radiológicos. Em todos os outros casos, a sua utilização deve ser discutida caso a caso. Deve ser encorajada em todos os casos de SP em mulheres jovens, uma vez que existe uma forte probabilidade de descobrir patologia parenquimatosa subjacente do tipo linfangioleiomiomatose.
- O enfisema pulmonar é a anomalia mais comum associada à PSP. A descoberta de uma lesão deste tipo em doentes inicialmente classificados como PSP deve levar a um acompanhamento clínico e funcional respiratório prolongado, a fim de detetar o início precoce da DPOC.
- Os dados ecográficos, em particular a presença, localização e tipo de lesões de enfisema, não podem prever o risco de recorrência de PS num determinado doente. São necessários estudos prospectivos em maior escala, envolvendo a análise qualitativa e quantitativa destas lesões, para estudar a relação entre a extensão destas lesões e a probabilidade de recorrência do pneumotórax e para propor uma abordagem preventiva personalizada.

REF RENC ES

1. MacDuff A, Arnold A, Harvey J, em nome do Grupo de Diretrizes sobre Doenças Pleurais da BTS. Management of spontaneous pneumothorax: British Thoracic Society pleural disease guideline 2010. Thorax. agosto de 2010;65(Suppl 2):ii18-31.

2. Hallifax R, Janssen JP. Pneumotórax - Tempo para novas diretrizes? Semin Respir Crit Care Med. Jun 2019;40(03):314-22.

3. Muramatsu T, Nishii T, Takeshita S, Ishimoto S, Morooka H, Shiono M. Preventing recurrence of spontaneous pneumothorax after thoracoscopic surgery: A review of recent results. Surg Today. Ago 2010;40(8):696-9.

4. Lippert HL, Lund O, Blegvad S, Larsen HV. Independent risk factors for cumulative recurrence rate after first spontaneous pneumothorax. Eur Respir J. Mar 1991;4(3):324-31.

5. Bintcliffe OJ, Hallifax RJ, Edey A, Feller-Kopman D, Lee YCG, Marquette CH, et al. Spontaneous pneumothorax: time to rethink management? Lancet Respir Med. Jul 2015;3(7):578-88.

6. Leyn PD, Lismonde M, Ninane V, Noppen M, Slabbynck H, Meerhaeghe AV, et al. Sociedade Belga de Pneumologia. Diretrizes sobre o tratamento do pneumotórax espontâneo. Ata Chirurgica Belgica. Jan 2005;105(3):265-7.

7. Baumann MH, Strange C, Heffner JE, Light R, Kirby TJ, Klein J, et al. Management of spontaneous pneumothorax: an American College of Chest Physicians Delphi consensus statement. Chest. Feb 2001;119(2):590-602.

8. Grenier P. Imagerie thoracique de l'adulte. 3ª ed. Paris: Flammarion médecine-sciences; 2006.

9. Tschopp JM, Bintcliffe O, Astoul P, Canalis E, Driesen P, Janssen J, et al. Declaração do grupo de trabalho da ERS: diagnóstico e tratamento do pneumotórax espontâneo primário. Eur Respir J. Aug 2015;46(2):321-35.

10. Hansell DM, Bankier AA, MacMahon H, McLoud TC, Müller NL, Remy J. Fleischner Society: Glossary of Terms for Thoracic Imaging. Radiology. Mar 2008;246(3):697-722.

11. Ghisalberti M, Guerrera F, De Vico A, Bertolaccini L, De Palma A, Fiorelli A, et al. Idade e Apresentação Clínica para Pneumotórax Espontâneo Primário. Heart Lung Circ. Nov 2020;29(11):1648-55.

12. Bobbio A, Dechartres A, Bouam S, Damotte D, Rabbat A, Regnard JF, et al. Epidemiology of spontaneous pneumothorax: gender-related differences. Thorax. Jul 2015;70(7):653-8.

13. Porcel JM. Fenotipagem de pneumotórax espontâneo primário. Eur Respir J. Sept 2018;52(3):1801455.

14. Gupta D. Epidemiology of pneumothorax in England (Epidemiologia do pneumotórax em Inglaterra). Thorax. Aug 2000;55(8):666-71.

15. Huan NC, Sidhu C, Thomas R. Pneumotórax. Clínicas em Medicina Torácica. Dez 2021;42(4):711-27.

16. Ferraro P, Beauchamp G, Lord F, Emond C, Bastien E. Spontaneous primary and secondary pneumothorax: a 10-year study of management alternatives. Can J Surg. Jun 1994;37(3):197-202.

17. Weissberg D, Refaely Y. Pneumothorax. Chest. maio de 2000;117(5):1279-85.

18. Beji M, Pinet C, Gounant V, Gibelin A. Etiological factors. Rev Mal Respir Atual. Jun 2013;5(3):195-9.

19. Onuki T, Ueda S, Yamaoka M, Sekiya Y, Yamada H, Kawakami N, et al. Pneumotórax Espontâneo Primário e Secundário: Prevalência, Caraterísticas Clínicas e Mortalidade In-Hospitalar. Can Respir J. Mar 2017;6014967.

20. Brown SGA, Ball EL, Macdonald SPJ, Wright C, McD Taylor D. Pneumotórax espontâneo; uma análise retrospetiva multicêntrica do tratamento de emergência, complicações e resultados: Pneumotórax espontâneo. Intern Med J. May 2014;44(5):450-7.

21. Tanaka F, Itoh M, Esaki H, Isobe J, Ueno Y, Inoue R. Secondary spontaneous pneumothorax. Ann. Cardiothorac. Surg. Feb 1993;55(2):372-6.

22. Ruppert AM, Sroussi D, Khallil A, Giot M, Assouad J, Cadranel J, et al. Deteção de causas secundárias de pneumotórax espontâneo: Comparação entre a tomografia computorizada e a radiografia do tórax. Diagn Interv Imaging. abril de 2020;101(4):217-24.

23. Hallifax RJ, Goldacre R, Landray MJ, Rahman NM, Goldacre MJ. Tendências na incidência e recorrência de pneumotórax espontâneo tratado com internação, 1968-2016. JAMA. outubro de 2018;320(14):1471-80.

24. Kim D, Jung B, Jang BH, Chung SH, Lee YJ, Ha IH. Epidemiology and medical service use for spontaneous pneumothorax: a 12-year study using nationwide cohort data in Korea. BMJ Open. outubro de 2019;9(10):e028624.

25. Ruppert AM, Perrin J, Khalil A, Vieira T, Abou-Chedid D, Masmoudi H, et al. Effect of cannabis and tobacco on emphysema in patients with spontaneous pneumothorax. Diagn Interv Imaging. Ago 2018;99(7-8):465-71.

26. Saidi O, Malouche D, O'Flaherty M, Ben Mansour N, A Skhiri H, Ben Romdhane H, et al. Assessment of cardiovascular risk in Tunisia: applying the Framingham risk score to national survey data. BMJ Open. Nov 2016;6(11):e009195.

27. Hedevang Olesen W, Katballe N, Sindby JE, Titlestad IL, Andersen PE, Ekholm O, et al. Cannabis increased the risk of primary spontaneous pneumothorax in tobacco smokers: a case-control study. Eur J Cardiothorac Surg. outubro de 2017;52(4):679-85.

28. Noppen M. Spontaneous pneumothorax: epidemiology, pathophysiology and cause. Eur Respir Rev. Sep 2010;19(117):217-9.

29. Lesur O, Delorme N, Polu JM, Fromaget JM, Bernadac P. Computed Tomography in the Etiologic Assessment of Idiopathic Spontaneous Pneumothorax. Chest. agosto de 1990;98(2):341-7.

30. Massongo M, Leroy S, Scherpereel A, Vaniet F, Dhalluin X, Chahine B, et al. Gestão ambulatória de pneumotórax espontâneo primário: um estudo prospetivo. Eur Respir J. Feb 2014;43(2):582-90.

31. Noppen M, Dekeukeleire T, Hanon S, Stratakos G, Amjadi K, Madsen P, et al. Fluorescein-enhanced Autofluorescence Thoracoscopy in Patients with Primary Spontaneous Pneumothorax and Normal Subjects. Am J Respir Crit Care Med. Jul 2006;174(1):26-30.

32. Chen CK, Chen PR, Huang HC, Lin YS, Fang HY. Overexpression of Matrix Metalloproteinases in Lung Tissue of Patients with Primary Spontaneous Pneumothorax. Respiration. 2014;88(5):418-25.

33. Maeda A, Ishioka S, Yoshihara M, Mihara M, Shigenobu T, Nakamura S. Primary Spontaneous Pneumothorax Detected During a Medical Checkup. Chest. Sep 1999;116(3):847-8.

34. Voge VM, Anthracite R. Spontaneous pneumothorax in the USAF aircrew population: a retrospective study. Aviat Space Environ Med. Oct 1986;57(10):939-49.

35. Abolnik IZ, Lossos IS, Gillis D, Breuer R. Primary Spontaneous Pneumothorax in Men. Am J Med Sci. maio de 1993;305(5):297-303.

36. Lauri H. TC de alta resolução dos pulmões: Indicações e diagnóstico. Duodecim. 2017;133(6):549-56.

37. Kang MJ, Park CM, Lee CH, Goo JM, Lee HJ. Dual-Energy CT: Clinical Applications in Various Pulmonary Diseases (TC de dupla energia: aplicações clínicas em várias doenças pulmonares). RadioGraphics. maio de 2010;30(3):685-98.

38. Bense L, Lewander R, Eklund G, Hedenstierna G, Wiman LG. Nonsmoking, Non-Alpha1-Antitrypsin Deficiency-Induced Emphysema in Nonsmokers With Healed Spontaneous Pneumothorax, Identified by Computed Tomography of the Lungs. Chest. Fev 1993;103(2):433-8.

39. Bintcliffe OJ, Edey AJ, Armstrong L, Negus IS, Maskell NA. Lung Parenchymal Assessment in Primary and Secondary Pneumothorax (Avaliação do parênquima pulmonar no pneumotórax primário e secundário). Annals ATS. Mar 2016;13(3):350-5.

40. Savitsky E, Oh SS, Lee JM. The Evolving Epidemiology and Management of Spontaneous Pneumothorax. JAMA. Oct 2018;320(14):1441.

41. Mitlehner W, Friedrich M, Dissmann W. Value of Computer Tomography in the Detection of Bullae and Blebs in Patients with Primary Spontaneous Pneumothorax. Respiration. 1992;59(4):221-7.

42. Kobayashi NS, Nambu A, Kawamoto M, Hayashi TY, Watanabe M, Okumura T, et al. Opacidades Apicais Pulmonares na Tomografia Computorizada de Secção Fina: Relação com Pneumotórax Espontâneo Primário em Pacientes Jovens do Sexo Masculino e Achados Histopatológicos Correspondentes. J Comput Assist Tomogr. 2018;42(1):33-8.

43. Lee KH, Kim KW, Kim EY, Lee JI, Kim YS, Hyun SY, et al. Deteção de bolhas e bolhas em pacientes com pneumotórax espontâneo primário por reconstrução de TC multidetectores utilizando diferentes espessuras de corte: Pneumothorax-different reconstruction methods in MDCT. J Med Imaging Radiat Oncol. Dez 2014;58(6):663-7.

44. Kim DH. A viabilidade de imagens combinadas axiais e coronais usando tomografia computadorizada com múltiplos detectores para o diagnóstico e tratamento de um pneumotórax espontâneo primário. J Cardiothorac Surg. maio de 2011;6(1):71.

45. Park C, Sung M, Lee G, Do Y, Park H, Kim J, et al. Risk of Primary Spontaneous Pneumothorax According to Chest Configuration. Thorac cardiovasc Surg. Oct 2018;66(07):583-8.

46. Epler GR, McLoud TC, Gaensler EA, Mikus JP, Carrington CB. Normal Chest Roentgenograms in Chronic Diffuse Infiltrative Lung Disease. N Engl J Med. abril de 1978;298(17):934-9.

47. Tsou KC, Huang PM, Hsu HH, Chen KC, Kuo SW, Lee JM, et al. Role of computed tomographic scanning prior to thoracoscopic surgery for primary spontaneous pneumothorax. J Formos Med Assoc. Sep 2014;113(9):606-11.

48. Hilliard NJ, Marciniak SJ, Babar JL, Balan A. Evaluation of secondary spontaneous pneumothorax with multidetector CT. Clin Radiol. maio de 2013;68(5):521-8.

49. Johannesma PC, Reinhard R, Kon Y, Sriram JD, Smit HJ, van Moorselaar RJA, et al. Prevalência da síndrome de Birt-Hogg-Dubé em pacientes com pneumotórax espontâneo aparentemente primário. Eur Respir J. Apr 2015;45(4):1191-4.

50. Hagaman JT, Schauer DP, McCormack FX, Kinder BW. Screening for Lymphangioleiomyomatosis by High-Resolution Computed Tomography in Young, Nonsmoking Women Presenting with Spontaneous Pneumothorax Is Cost-Effective. Am J Respir Crit Care Med. Jun 2010;181(12):1376-82.

51. Gupta N, Finlay GA, Kotloff RM, Strange C, Wilson KC, Young LR, et al. Lymphangioleiomyomatosis Diagnosis and Management: High-Resolution Chest Computed Tomography, Transbronchial Lung Biopsy, and Pleural Disease Management. An Official American Thoracic Society/Japanese Respiratory Society Clinical Practice Guideline. Am J Respir Crit Care Med. Nov 2017;196(10):1337-48.

52. Davies HE, Wathen CG, Gleeson FV. The risks of radiation exposure related to diagnostic imaging and how to minimize them. BMJ. Feb 2011;342:d947.

53. O'Rourke JP, Yee ES. Civilian Spontaneous Pneumothorax. Chest. Dez 1989;96(6):1302-6.

54. Singh SK, Tiwari KK. Analysis of clinical and radiological features of tuberculosis associated pneumothorax. Indian J Tuberc. Jan 2019;66(1):34-8.

55. Tumbarello M, Tacconelli E, Pirronti T, Cauda R, Ortona L. Pneumothorax in HIV-infected patients: role of Pneumocystis carinii pneumonia and pulmonary tuberculosis. Eur Respir J. Jun 1997;10(6):1332-5.

56. Coker RJ, Moss F, Peters B, McCarty M, Nieman R, Claydon E, et al. Pneumothorax in patients with AIDS. Respir Med. Jan 1993;87(1):43-7.

57. Nishimoto K, Fujisawa T, Yoshimura K, Enomoto Y, Enomoto N, Nakamura Y, et al. The prognostic significance of pneumothorax in patients with idiopathic pulmonary fibrosis: Pneumothorax in patients with IPF. Respirologia. maio de 2018;23(5):519-25.

58. Franquet T, Giménez A, Torrubia S, Sabaté JM, Rodriguez-Arias JM. Spontaneous pneumothorax and pneumomediastinum in IPF. Eur Radiol. Jan 2000;10(1):108-13.

59. Flume PA, Strange C, Ye X, Ebeling M, Hulsey T, Clark LL. Pneumothorax in cystic fibrosis. Chest. Aug 2005;128(2):720-8.

60. Suri HS, Yi ES, Nowakowski GS, Vassallo R. Pulmonary langerhans cell histiocytosis. Orphanet J Rare Dis. Dez 2012;7(1):16.

61. Excoffier S, Guinand O, Rochat T. Pulmonary lymphangioleimyomatosis: review and case report. Rev Med Suisse. Aug 2016;12(527):1390-3.

62. Bouros D, Pneumatikos I, Tzouvelekis A. Pleural Involvement in Systemic Autoimmune Disorders (Envolvimento Pleural em Doenças Sistémicas Auto-Imunes). Respiration. 2008;75(4):361-71.

63. Kaneda H, Saito Y, Okamoto M, Maniwa T, Minami K ichiro, Imamura H. Pneumotórax espontâneo repetido bilateralmente com espondilite anquilosante. Gen Thorac Cardiovasc Surg. Jun 2007;55(6):266-9.

64. Le Pavec J, Launay D, Mathai SC, Hassoun PM, Humbert M. Scleroderma Lung Disease. Clinic Rev Allerg Immunol. abril de 2011;40(2):104-16.

65. Manika K, Kioumis I, Zarogoulidis K, Kougioumtzi I, Dryllis G, Pitsiou G, et al. Pneumothorax in sarcoidosis. J Thorac Dis. Out 2014;6(Suppl 4):S466-469.

66. Steinhäuslin CA, Cuttat JF. Spontaneous Pneumothorax. Chest. Nov 1985;88(5):709-13.

67. Pohl D, Herse B, Criée CP, Dalichau H. Spontaneous pneumothorax as the initial symptom of bronchial cancer. Pneumologie. Feb 1993;47(2):69-72.

68. Maniwa T, Nakagawa K, Isaka M, Ohde Y, Okumura T, Kondo H. Pneumotórax associado ao tratamento de neoplasia pulmonar. Interact Cardiovasc Thorac Surg. Sep 2011;13(3):257-61.

69. Menko FH, van Steensel MA, Giraud S, Friis-Hansen L, Richard S, Ungari S, et al. Birt-Hogg-Dubé syndrome: diagnosis and management. Lancet Oncol. Dez 2009;10(12):1199-206.

70. Legras A, Alifano M. Thoracic endometriosis and catamenial pneumothorax. Rev Mal Respir. Sep 2011;28(7):852-3.

71. Anastasio C, Wémeau-Stervinou L, Jaillard S, Mariage P, Wallaert B. Catamenial pneumothorax: an often misunderstood diagnosis. Rev Pneumol Clin. Feb 2013;69(1):50-4.

72. Stanko S, Oesterle C, Lowe MC. TC de alta resolução após pneumotórax espontâneo primário em adolescentes: ferramenta útil ou radiação desperdiçada? Cureus. maio de 2021;13(5):e14936.

73. Huang TW, Lee SC, Cheng YL, Tzao C, Hsu HH, Chang H, et al. Contralateral Recurrence of Primary Spontaneous Pneumothorax. Chest. Oct 2007;132(4):1146-50.

74. Sihoe ADL, Yim APC, Lee TW, Wan S, Yuen EHY, Wan IYP, et al. Can CT Scanning Be Used To Select Patients With Unilateral Primary Spontaneous Pneumothorax for Bilateral Surgery? Chest. Aug 2000;118(2):380-3.

75. Warner BW, Bailey WW, Shipley RT. Value of computed tomography of the lung in the management of primary spontaneous pneumothorax (Valor da tomografia computorizada do pulmão no tratamento do pneumotórax espontâneo primário). Am J Surg. Jul 1991;162(1):39-42.

76. Olesen WH, Katballe N, Sindby JE, Titlestad IL, Andersen PE, Lindahl-Jacobsen R, et al. Surgical treatment versus conventional chest tube drainage in primary spontaneous pneumothorax: a randomized controlled trial. Eur J Cardiothorac Surg. Jul 2018;54(1):113-21.

77. Casali C, Stefani A, Ligabue G, Natali P, Aramini B, Torricelli P, et al. Role of Blebs and Bullae Detected by High-Resolution Computed Tomography and Recurrent Spontaneous Pneumothorax. Ann Cardiothorac Surg. Jan 2013;95(1):249-55.

78. Amjadi K, Alvarez GG, Vanderhelst E, Velkeniers B, Lam M, Noppen M. The Prevalence of Blebs or Bullae Among Young Healthy Adults. Chest. Oct 2007;132(4):1140-5.

79. Al-Githmi I. Is there a Role for Chest Computed Tomography in Patients with Primary Spontaneous Pneumothorax? Surg Sci. 2017;08(10):429-35.

80. Smit HJ, Wienk MA, Schreurs AJ, Schramel FM, Postmus PE. Do bullae indicate a predisposition to recurrent pneumothorax?Br J Radiol. abril de 2000;73(868):356-9.

81. Martínez-Ramos D, Ángel-Yepes V, Escrig-Sos J, Miralles-Tena JM, Salvador-Sanchís JL. Usefulness of Computed Tomography in Determining Risk of Recurrence After a First Episode of Primary Spontaneous Pneumothorax: Therapeutic Implications. Arch Bronconeumol. Jan 2007;43(6):304-8.

82. Ouanes-Besbes L, Golli M, Knani J, Dachraoui F, Nciri N, El Atrous S, et al. Prediction of recurrent spontaneous pneumothorax: CT scan findings versus management features. Respir Med. Feb 2007;101(2):230–6.

APÊNDICES

Apêndice 1:

Formulário de recolha de dados

DM: .... Introduzido em: ....../....../...... Lançado em: ....../......./.......

Número de dias de hospitalização: .... dias

Admissão via : · Urgência · SAMU · C.E Pneumo · Transferência de outro serviço: ....

Apelido: .... Nome próprio: .... Idade: ....

Sexo: · Masculino · Feminino

Local de residência: .... Origem: · Urbana · Rural

Nível de escolaridade: ....Profissão:..............................

· Mergulho · Voar

Tabagismo ativo: · Sim .... PA · Não ·Cannabis

Desmamado: · Sim para ......anos · Atualmente a desmamar (< 1 ano) · Não

Antecedentes médicos: · DPOC · Asma · Tuberculose pulmonar · DDB · KBP

· IRC · PID · Outros ....

· PNO: · direita · esquerda · bilateral

· Total · Parcial

· Radiografia antiga do tórax: · Sim · Não

Em caso afirmativo :

· Distância vértice - cúpula = ... cm

· Distância interpleural à altura do hilo = ... cm

· Desvio do mediastino

· Bubbles · Emphysema

· Pleurisia

· Outras lesões pulmonares e pleurais: ....

· ·1er episódio .... há meses, tratado com : · vigilância simples

· Exsufflation

· Drenagem do tórax

· ·2ème episódio .... meses atrás, tratado com : · monitorização simples · exsuflação · drenagem torácica

· ·3ème episódio .... meses atrás, tratado com : · monitorização simples · exsuflação · drenagem torácica

· Pressão arterial elevada · Doença coronária · Doença das válvulas cardíacas · Diabetes · Doença arterial

· Dislipidemia · VIH Outros: ....

Peso: .... kg Altura: .... cm IMC: ....kg/m2 SC: m2

Morfotipo: · Normal · Longline · Marfan

PNO :

· Trauma: ....

· Iatrogénica

· Espontânea: · Idiopática · Secundária (tipo de patologia respiratória): ....

· Direito · Esquerdo · Bilateral

· Total · Parcial
· 1º episódio · (......) recorrência: · homolateral · contralateral
Ocorrência durante a menstruação: · Sim · Não
Tempo entre o início dos sintomas e a consulta: .... dias

CIRCUNSTÂNCIAS DA DESCOBERTA
· Descoberta acidental
· Dor no peito: evolução nas últimas .... horas (ou .... dias) VAS: ..../10
· Dispneia em repouso
· Dispneia induzida pelo exercício Intensidade: ....
· Sinais gerais: ....
Exame clínico :
· RR: ..../mn SpO2 = ...% BP: ... mmHg Pulso: ....../mn Outros: ......
· EHD estável (RR ≤ 24 c/min, SpO2 (AA) > 90%, 60 ≤ HR < 120, PA correta, o doente pode responder com frases completas entre as respirações)
· EHD instável
· PNO sufocante
· Peso: ....Tamanho: ....IMC: ....
· Outros sinais clínicos: ....
GDS (AA): pH = ... PaO2 = ... mmHg PaCO2 = ...mmHg HCO3- = ...mmol/l Sat O2 = ...%
Radiografia do tórax:
· PNO parcial · PNO total
· Distância vértice - cúpula = ... cm
· Distância interpleural à altura do hilo = ... cm
· Desvio do mediastino
· Bolhas · Enfisema subcutâneo · Pneumomediastino · Pleurisia abundante ....
· Outras lesões: ....
Tomografia computorizada do tórax: **Data: ....**
· Não efectuado · Efectuado, no prazo de .... dias após o diagnóstico positivo de PNO
· Normal
· Blebs : sede social : ....
·Emphysème ....
· DDB · PID
· Outras lesões: ....
Tratamento :
· Descanso
· O2 Caudal = ... l/mn
· Diâmetro da agulha de exsuflação = ... mm
· Diâmetro do cateter de pleurocatheter = ... mm
· Válvula de Heimlich · Pleurevac · Jarro de água
Sobre a drenagem :
· Diâmetro do dreno: ....
· Diâmetro do ponto de drenagem = ... mm
· Localização do ponto de drenagem: ....

- Comprimento de escoamento introduzido: ....
- Aspiração: • Imediata • Demorada: Tempo para drenagem: ......
- Ensaio de fixação • Tempo de fixação = ... horas
- Número de dias de drenagem: .... dias
- **Optimisation de tratamento de fundo:** ....

O ar é evacuado da cavidade pleural por :

- Um pneumologista • Um residente de pneumologia • Um cirurgião • Um residente de cirurgia
- Um residente de cirurgia • Outro: ....

Localização do escape de ar :

- Serviço de respiração • Serviço de urgência • Serviço de cirurgia
- Unidade de cuidados intensivos • Outra unidade: ....

Evacuação efectuada: • Matin• Tarde • Noite

- Sucesso imediato: • Pulmão à parede • Distância interpleural < 2 cm
- Sucesso em menos de 7 dias (especificar o prazo): ....
- A delaminação persiste > 48 horas

Complicações :

- Hemorragia • baixa abundância • média abundância • alta abundância
- OAP in vacuo
- Atelectasia
- Infeção do local de drenagem
- Pleurisia purulenta
- Hemotórax: cc
- Via de drenagem subcutânea
- Enfisema subcutâneo Extensão: ....
- Necessidade de refazer o escoamento: causa ....
- Necessidade de retirar o ralo porque está demasiado para dentro
- Internamento hospitalar = ... dias
- Rx após a remoção do dreno: ....

Tratamento cirúrgico Data: ....

- Indicação
- PNO persistente
- PNO toggle
- PNO recorrente Número de recorrências = ...
- PNO bilateral • Hemopneumotórax
- Outro: ....

Tipo de pleurodese

- Abrasão pleural • Pleurectomia parcial • Outros: ....
- Talco intra-operatório • Eletrocoagulação • Betadine intra-operatório • Talco através do dreno
- Betadine através do dreno Protocolo: ....

Tratamento das lesões pulmonares subjacentes

- Ressecção de bolhas
- Ressecção do bleb • Outra: ....

Conselhos de Administração

- Proibição de viajar de avião durante um mês
- Proibição de mergulhar durante toda a vida
- Explicação do risco de reincidência
- Conselhos para deixar de fumar
- Reconsultar em caso de dispneia

Prazo de regresso ao trabalho: ....
Tendências a longo prazo

- Consulta (1): Data: ....

- Atraso de recorrência: .... (semanas)
- Exame físico: • RR: ..../mn SpO2 = ...% BP: ... mmHg Pulso: ....../mn Outros: ....
- Localização homolateral • Localização contralateral.
- Dor no peito VAS: ....
- Aspeto de cicatriz inestética........... Diâmetro..........cm
- Cessação do tabagismo (especificar o período de tempo/pneumotórax): ....
- Tabagismo passivo

Radiografia do tórax: ....

- Consulta (2): Data: ....

- Exame físico: • RR: ..../mn SpO2 = ...% BP: ... mmHg Pulso: ....../mn Outros: ....
- Atraso de recorrência: .... (semanas)
- Localização homolateral • Localização contralateral
- Dor no peito VAS: ....
- Cicatriz inestética
- Cessação do tabagismo (especificar o período de tempo/pneumotórax): ....
- Tabagismo passivo

Radiografia do tórax..

- Consulta (3): Data:..............................

· Exame físico: · RR: ..../mn SpO2 = ...% BP: ... mmHg Pulso: ....../mn Outros:
....

· Reincidências

Prazo: .... (Semanas)

· Localização homolateral · Localização contralateral

· Dor no peito VAS: ....

· Cicatriz inestética

· Cessação do tabagismo (especificar atraso/pneumotórax): ....

· Tabagismo passivo

Radiografia do tórax:
....

ETIOLOGIA DO PNEUMOTÓRAX ESPONTÂNEO: UM ESTUDO DE 206 CASOS

Resumo

Antecedentes:

A investigação etiológica do pneumotórax espontâneo (PE) não está normalizada e o lugar da TC torácica nesta indicação continua a ser controverso.

O objetivo do nosso estudo foi determinar o perfil etiológico da EM e identificar o papel da TC torácica na determinação da etiologia desta doença, bem como na sua gestão terapêutica.

Métodos:

Estudo prospetivo e descritivo envolvendo pacientes hospitalizados por SP no departamento de pneumologia do Hospital Mohamed Taher Mâamouri em Nabeul entre agosto de 2013 e dezembro de 2019.

Resultados:

O nosso estudo incluiu 206 doentes com uma idade média de 40 ± 18 anos. A comorbilidade respiratória era já conhecida em 55 doentes (26,7%). A radiografia de tórax revelou anomalias favoráveis a uma patologia pulmonar subjacente em 50 casos (24,2%). O SP foi classificado como pneumotórax espontâneo primário (PSP) em 132 dos casos (64,1%) e como pneumotórax espontâneo secundário em 74 dos casos (SSP) (35,9%). No grupo PSP, a tomografia computadorizada de tórax foi realizada em 93 pacientes (70,4%) e mostrou anormalidades infra-radiológicas como enfisema pulmonar em 52,7% dos casos. Nenhum destes doentes apresentava sinais de doença pulmonar obstrutiva crónica (DPOC). No grupo SSP, a TC realizada em 70 doentes (94,6%) identificou anomalias não visualizadas na radiografia de tórax, como bolhas ou enfisema em 44,3% dos casos. A doença pulmonar obstrutiva crónica com enfisema pulmonar encabeçou a lista de etiologias da SSP (71,6%), seguida das bronquiectasias como sequela de tuberculose pulmonar (10,8%) e das doenças neoplásicas (6,6%). A recidiva de pneumotórax foi mais frequente no grupo da SSP do que no grupo da PSP (p=0,004). Não foi encontrada correlação entre a presença de bolhas ou lesões enfisematosas, a sua localização e tipo na TAC torácica e o risco de recorrência.

Conclusão:

O enfisema é a lesão mais comum da EM. A TC é superior à radiografia de tórax na deteção desta anomalia. A contribuição da TC na determinação do risco de recorrência da EM ainda não foi estabelecida.

Palavras-chave: Pneumotórax espontâneo, Etiologias, TC de tórax

PERFIL ETIOLÓGICO DO PNEUMOTÓRAX ESPONTÂNEO EM 206 CASOS

Resumo

Introdução :

A investigação etiológica do pneumotórax espontâneo (PE) não está normalizada e o papel da TC torácica nesta indicação permanece controverso.

O objetivo do nosso estudo foi determinar o perfil etiológico da SP e identificar o papel da TC torácica na determinação das etiologias desta patologia e no seu controlo terapêutico.

Métodos :

Estudo prospetivo e descritivo que envolveu doentes hospitalizados por PS no Serviço de Pneumologia do Hospital Mohamed Taher Mâamouri em Nabeul entre agosto de 2013 e dezembro de 2019.

Resultados :

O nosso estudo incluiu 206 doentes com uma idade média de 40 ± 18 anos. A comorbilidade respiratória era já conhecida em 55 doentes (26,7%). A radiografia de tórax revelou anomalias compatíveis com uma patologia pulmonar subjacente em 50 casos (24,2%). O PS foi classificado como pneumotórax espontâneo primário (PSP) em 132 casos (64,1%) e como pneumotórax espontâneo secundário em 74 casos (PSS) (35,9%). No grupo PSP, a tomografia computadorizada de tórax foi realizada em 93 pacientes (70,4%) e revelou anormalidades infra-radiológicas, como enfisema pulmonar em 52,7% dos casos. Nenhum destes doentes apresentava sinais de doença pulmonar obstrutiva crónica. No grupo PSS, a TC realizada em 70 doentes (94,6%) identificou anomalias não visualizadas na radiografia de tórax, como bolhas ou enfisema em 44,3% dos casos. A doença pulmonar obstrutiva crónica com enfisema pulmonar liderou a lista de etiologias da ESP (71,6%), seguida da dilatação brônquica sequela de tuberculose pulmonar (10,8%) e da neoplasia (6,6%). A recorrência de pneumotórax foi mais frequente no grupo da ESP do que no grupo da PSP (p=0,004). Não foi encontrada associação significativa entre a presença de bolhas ou lesões enfisematosas, a sua localização e tipo na TAC torácica e o risco de recidiva.

Conclusão:

O enfisema é a lesão mais comum que causa PS. A TC é superior à radiografia de tórax na deteção desta anomalia. A contribuição da TC para a determinação do risco de recorrência da SP ainda não foi estabelecida.

Palavras-chave: Pneumotórax espontâneo, Etiologias, Tomografia computorizada do tórax

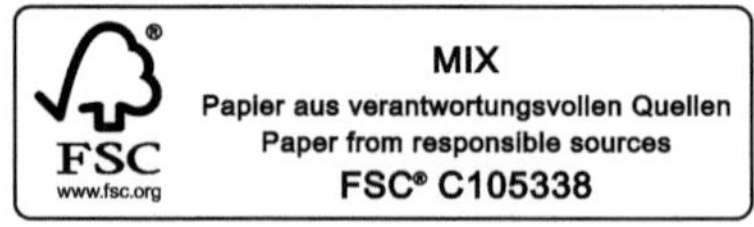

Printed by Books on Demand GmbH, Norderstedt / Germany